健康
Smile87

健康
Smile87

少病減脂更有效！

專業級生酮教練
帶你生酮再進級！

第一本

全方位機能提升
肉食生酮全攻略

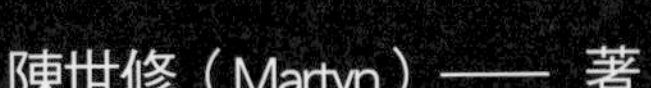

陳世修（Martyn）── 著

健康smile 87

第一本全方位機能提升肉食生酮全攻略

少病減脂更有效！專業級生酮教練帶你生酮再進級！

作　　者　陳世修（Martyn）
封面設計　林淑慧
主　　編　劉信宏

出　　版　柿子文化事業有限公司
地　　址　11677 臺北市羅斯福路五段 158 號 2 樓
業務專線　（02）89314903#15
讀者專線　（02）89314903#9
傳　　真　（02）29319207
郵撥帳號　19822651 柿子文化事業有限公司
投稿信箱　editor@persimmonbooks.com.tw
服務信箱　service@persimmonbooks.com.tw

業務行政　鄭淑娟、陳顯中

初版一刷　2022 年 8 月
定　　價　新臺幣 399 元
I S B N　978-986-5496-92-0

歡迎走進柿子文化網 https://persimmonbooks.com.tw/
網路搜尋 60 秒看新世界
～柿子在秋天火紅 文化在書中成熟～

國家圖書館出版品預行編目 (CIP) 資料

第一本全方位機能提升肉食生酮全攻略：少病減脂更有效！專業級生酮教練帶你生酮再進級！/ 陳世修 (Martyn) 著 . -- 一版 . -- 臺北市 : 柿子文化事業有限公司 , 2022.09
面；　公分 . -- (健康 smile ; 87)
ISBN 978-986-5496-92-0(平裝)

1.CST: 健康飲食 2.CST: 減重 3.CST: 肉類食譜

411.3　　111010491

緣起

大家有沒有想過一個問題：為什麼小孩子幾乎沒有人會排斥肉類、但絕大部分卻很討厭蔬菜？這個讓父母傷透腦筋的問題，答案到底為何？

我們與生俱來都有一些本能被埋藏在我們的 DNA 裡，這些是不需要透過學習也能自然而然具備的能力，例如：我們都會對大頭、大眼睛的生物產生親近的感覺，為什麼？你有發現所有的新生動物幾乎都是這樣的狀態嗎？因為有這個機制，所以我們才會主動親近並照顧幼兒。又例如：為何嬰兒或小孩子的聲音對我們來說有相當強的感染力？正是因為嬰兒或小孩子的笑聲特別容易引起你的情緒，其哭聲也特別容易讓你煩躁，如此才能確保我們會想辦法去照顧小孩子，讓種族得以延續。

所以，如果今天蔬菜真的對人體這麼好、這麼健康，為何沒有經過任何教育的小孩子在食物選擇上會對蔬菜這麼排斥？這不是相當奇怪的一件事嗎？這樣，物種要怎麼健康的延續下去？你看過動物會排斥牠們應該吃的主食嗎？獅子不吃肉？牛不吃草？雞不吃蟲？顯然這中間產生了什麼誤會，不是嗎？

既然如此，是不是有一種可能性是：植物其實不適合人類食用？由於遠古進化而來的基因記憶，讓未經任何教化的孩童依照先天的自我保護本能而拒絕食用植物？

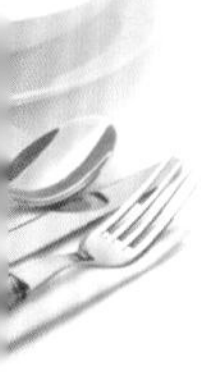

即使是經過教育的成人，不喜歡吃素食的人依然有相當高的比例，而吃全素食的人有多少是先天就喜歡吃素食、不喜歡吃肉食而選擇吃素？還是說，絕大多數是因為宗教、慈悲心、被教育說肉食不好，或素食才是有益健康、吃素救地球的原因才選擇素食？這樣的素食者又佔了多少比例？

那麼，將經過幾百萬年漫長時間進化而來的本能，與經過幾千年文化發展而來的飲食觀念兩相比較，哪一個更值得信賴？這件事情著實困擾了我不短的時間，我一直相信事出必有因，只是我們還沒有找到一個合理的答案。然而，這並不代表問題不存在，尤其是背後還牽扯到眾多利益與時代變遷因素的時候。

直到後來，我接觸到《植物的逆襲》與《從叢林到文明，人類身體的演化和疾病的產生》這兩本書之後，才開始對強調素食的原因有了一些認識，隨著這個認識開始逐步研究下去，於是就成了現在《第一本全方位機能提升肉食生酮全攻略》的基礎。

目錄 CONTENTS

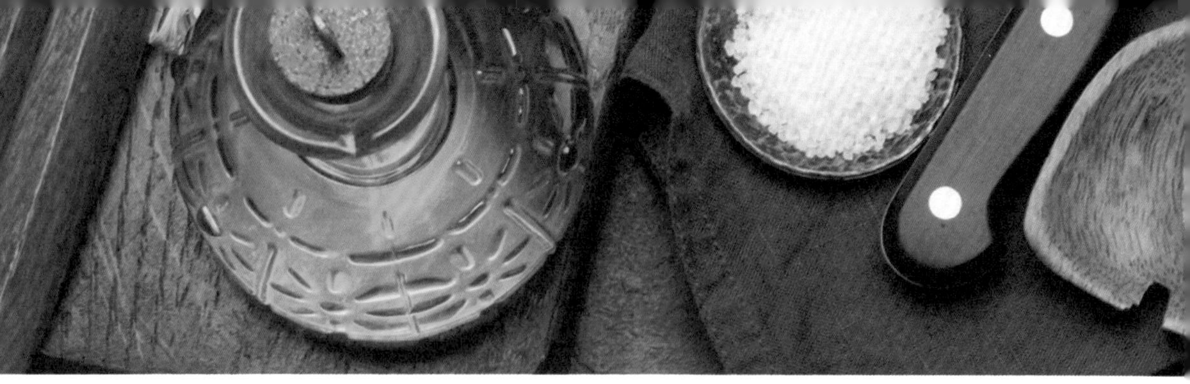

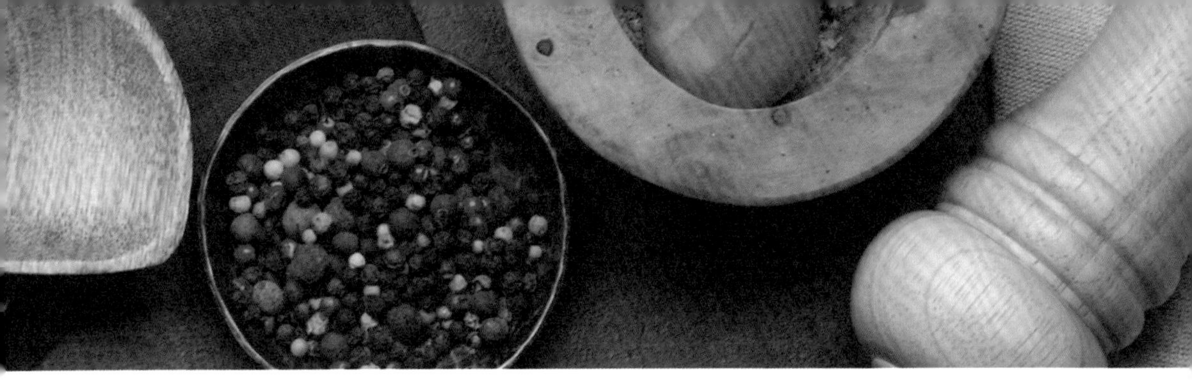

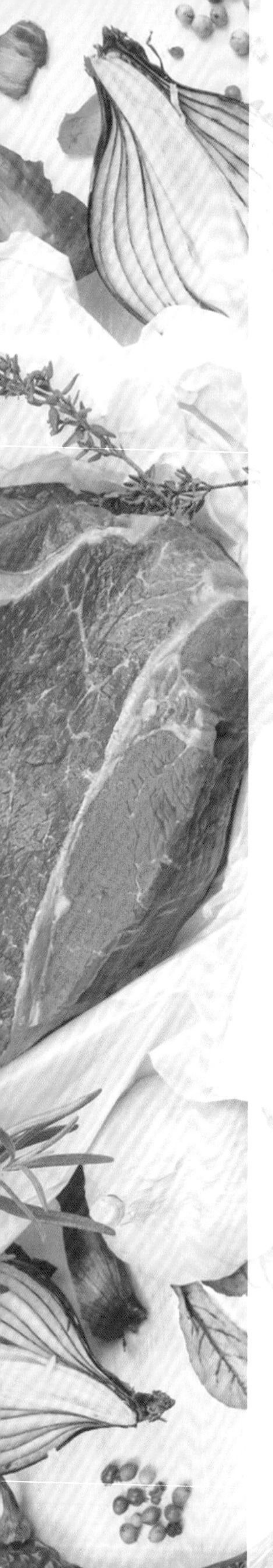

Martyn 教練說

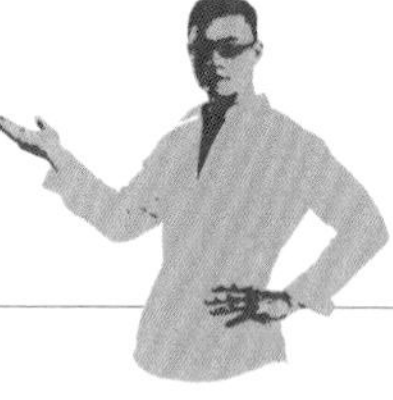

Q1 我對生酮完全不了解，在沒有任何生酮知識的基礎下，我可以拿著這本書的內容直接照著做嗎？

A 可以，雖然我還是會建議先從我之前所寫的生酮 2.0《生酮哪有那麼難！》開始看，因為在《生酮哪有那麼難！》中已經寫過的知識，我就不在這本書裡重複寫出。但是，如果讀者讀這本書有不懂的地方，都能在我的 FB 社團「了解生酮飲食——以及你無法成功減肥的真相」裡面找我詢問。

Q2 我想要減脂，只要按照這本書的作法下去實施就行了嗎？是不是只要有了這本書，我就不必額外再去找其他資料了？

A 知識是無窮無盡的，我不敢說這本書能夠涵蓋一切所需要的知識，但我盡可能寫得淺顯易懂，也有懶人包作法，加上不懂也能在我的社團找我詢問，所以我認為，對一個單純非因疾病及藥物之類的肥胖者而言，這本書是很夠用的。

Martyn 教練說

Q3 肉食生酮（生酮 3.0）適合完全零經驗的初學者嗎？還是說，會建議先從生酮 2.0（《生酮哪有那麼難！》）開始比較好？

A 會建議從《生酮哪有那麼難！》開始，其實這兩本書是有銜接性的，《第一本全方位機能提升肉食生酮全攻略》算是《生酮哪有那麼難！》的延伸與進階版本。

2.0 與一般生酮飲食最大的差異，就在於帶入了自體免疫疾病的概念，因為一般的生酮飲食只著重在巨量營養素的比例分配，卻沒有考慮到這些食物品項對於個人所帶來的影響是不一樣的，有的東西有的人能吃，有的東西有的人不能吃，所以除了在營養比例上的分配之外，還要檢視出適合與不適合的品項。

在 3.0 當中，蛋白質的攝取量是取消上限的，一樣依照食欲下去吃即可，在巨量營養素中你唯一需要關注的只有碳水化合物。

還要排除通用的可能有害食物品項。什麼是通用品項？也就是——即使你對該食物品項無過敏不耐，該食物依然能依照攝取量與攝取頻率對你造成傷害。

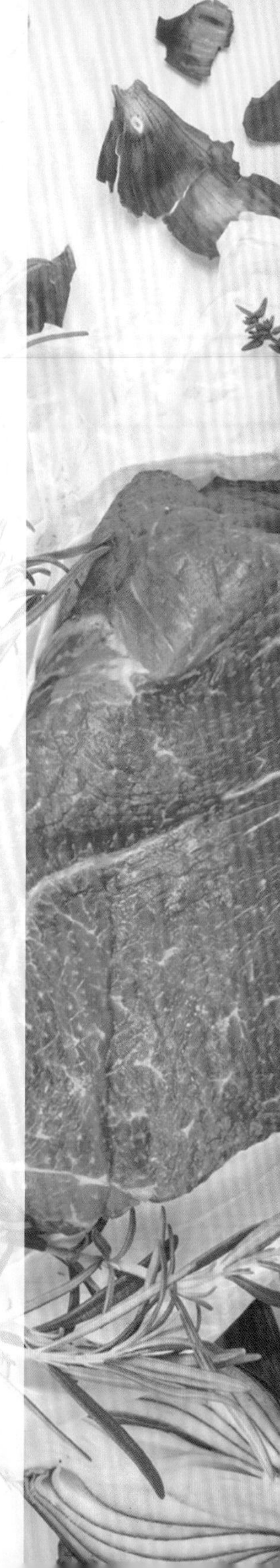

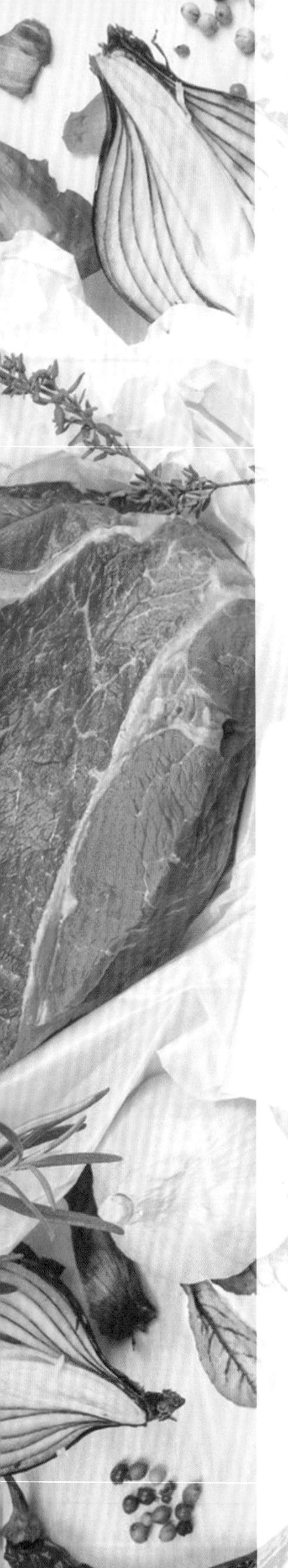

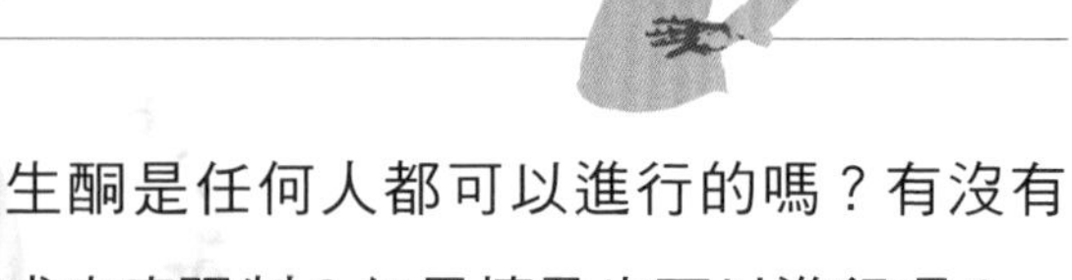

Martyn 教練說

Q4 肉食生酮是任何人都可以進行的嗎？有沒有年齡或疾病限制？如果懷孕也可以進行嗎？

A 如果是第一型糖尿病或第二型糖尿病末期患者，必須先諮詢自己的醫生；有用藥降血壓、血糖，甚至是使用胰島素或其他各種藥物的人，都必須先諮詢過醫生再來執行。

Q5 在臺灣，只聽說過「全肉食飲食」，請問「肉食生酮」算是教練第一個提出的嗎？也想請教練談談推廣「肉食生酮」的必要性為何？

A 肉食生酮應該是我提出的，因為全肉食不一定會在生酮狀態，而且有些全肉食者倡導蜂蜜是可以吃的，也有些倡導當季在地非催熟的水果可以吃，與生酮飲食的要求還是不同。肉食生酮其實就是生酮的更嚴格版本，對於某些自體免疫疾病嚴重的人，或是身體有一些問題的人來說，是非常好的改善飲食法。國外現在非常流行低或無植酸飲食，以避免很多問題，主要也是迴避植物，可以改善包括但不限於：自閉症、慢性念珠菌感染、慢性疲勞、慢性肺病、哮喘、囊性纖維化、纖維肌痛症、荷爾蒙失衡、失眠、關節痛、腎結石、甲狀腺疾病、慢性發炎、陰道或膀胱

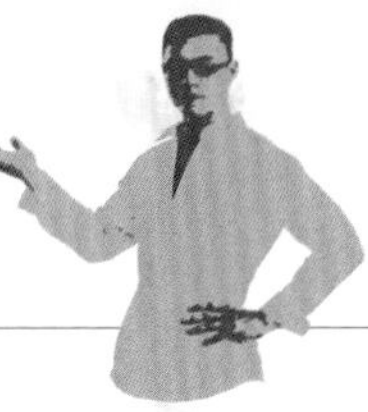

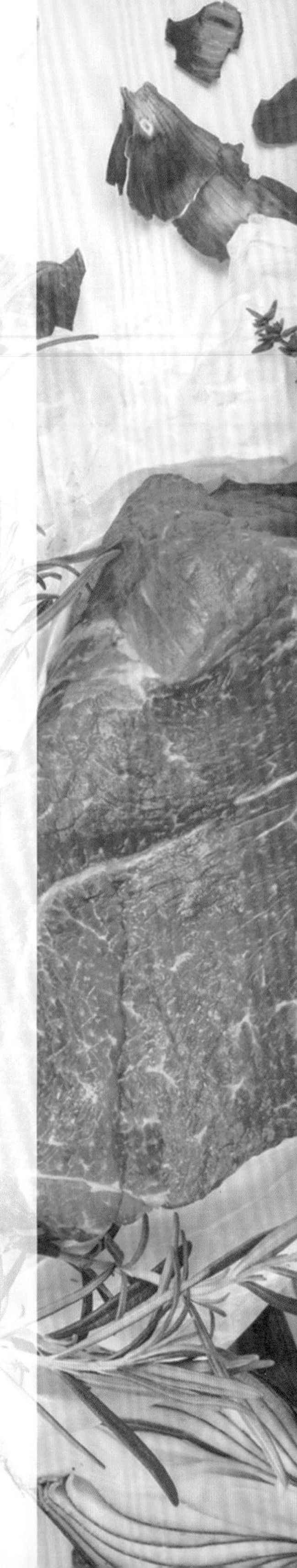

灼熱等等問題。所以是不是必要的？當然不是，你也可以把它當成是一種短期手段。

但是，很多人吃過就回不去了，同時也能擺脫「不吃蔬菜就不健康」這種觀念。

Q6 針對肉食生酮對於幾個重大疾病的效益，如心血管疾病、糖尿病、癌症及其他諸多相關免疫疾病等，這部分在國外應該有相關資料才對，但為何本書幾乎未提及這一部分？

A 其實這方面的內容在生酮飲食中就已經提及了，差別只在於肉食生酮是更強效版的生酮飲食罷了，所以就不再贅述。

針對全肉食對疾病的相關效益，哈佛大學有一個針對性的研究報告（https://reurl.cc/EpdxKm），內容大概是這樣：

哈佛大學在六個月內對 2000 多人進行研究，這些受測者的平均年齡為 44 歲（18 ～ 85 歲），其中三分之二為男性，受測期間這些人只吃了牛肉、蛋、乳製品、豬肉、魚、大骨湯、天然香料、鹽、辣椒，完全沒有穀物、蔬菜、水果，並且一日兩餐。

其研究結果是：

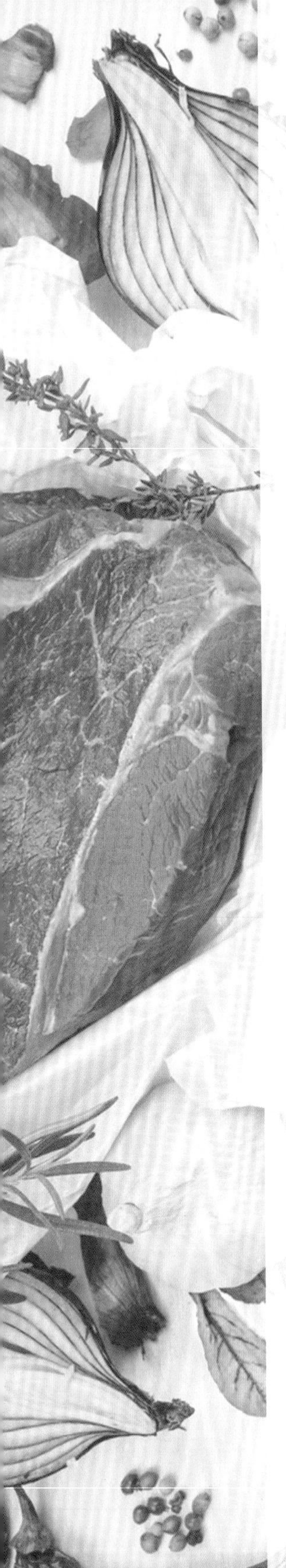

Martyn 教練說

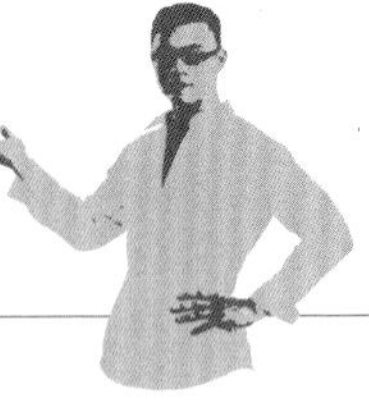

- 69%人的慢性病得到改善
- 95%人整體健康得到改善
- 91%人的飢餓感得到改善（對食物的慾望也是）
- 85%人精神更好
- 66%人記憶力有改善
- 83%人注意力更集中

其他包括睡眠、力量、耐力、精力、體重減輕、肥胖改善、高血壓改善、心血管問題改善、糖尿病得到控制、胰島素阻抗消失、自體免疫疾病改善、腸胃道問題改善、排便問題改善、肌肉骨骼問題改善、精神症狀改善、神經系統症狀改善、皮膚症狀改善等等。

而且有90%的用藥患者停止或減少使用胰島素藥物，92%第二型糖尿病患者完全停止使用胰島素藥物，100%第二型糖尿病患者停止注射胰島素，84%減少使用糖尿病口服藥物。

Part

1

植物的問題在哪裡？

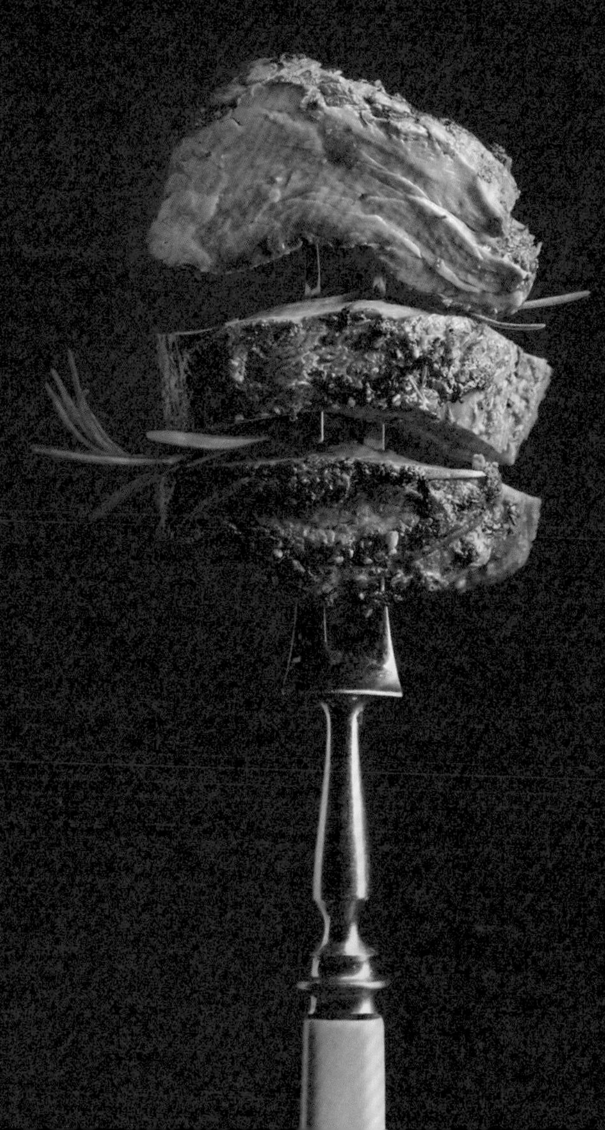

Chapter1

重新認識植物的真面目

植物不在乎你的生存

與所有生物一樣，每個物種在乎的都是生存與繁衍，所以植物並不在乎你的生存，植物也不是為了提供你營養而進化、發展下去的，它與動物相同的地方是——擁有避免被其他掠食者掠食的機制，像是刺蝟的刺、臭鼬的屁、烏賊的墨水、烏龜的殼等，植物也發展出它們自己的防禦機制：**毒素**。

科學家研究發現，番茄的防禦機制是讓毛毛蟲吃了之後，會開始轉變掠食的對象，進而吞噬同伴。

所以，植物其實會毒害我們嗎？現在講這種話，一定會被許多人嗤之以鼻，畢竟不管是科學家、醫療人員、學校老師及父母，一直以來都是這樣教育我們：要多吃蔬果，不要挑食，這樣才會對身體好，不是嗎？

就跟一日定時定量吃三餐一樣，光是談到不吃早餐，就能引起很多人的反彈與恐慌了，何況是一日一餐？更別說斷食了！畢竟這些人光是聽到要限制碳水化合物，就已經崩潰啦！

當我們一想到植物，我們想到的會是什麼？保護環境、綠色乾淨、營養豐富……我們可能很難相信植物會對我們造成什麼傷害，然而，植物對人體健康確實存在著潛藏危害。

我們總是被教育植物蔬果含有微量營養素、礦物質、抗氧化劑，能夠保持動脈暢通、腸道清潔及預防癌症，不是嗎？但事實上，**植物並沒有把你的生存與健康當成它的首要任務**，就像所有動物一樣，植物是把自己的生存及種族的延續放在第一順位。

只是，植物沒有辦法移動或逃跑，也沒有辦法發展出利爪或獠牙，所以，植物發展出了屬於自己的防禦機制，我們稱之為「**植物毒素**」。

事實上，植物根本不想被吃，就像你我一樣，植物也會想辦法阻止被你吃掉，所以，植物會嘗試用各式各樣的毒素來讓你不舒服，而這也許就是我們長久以來發展出來的本能——看到植物會本能的排斥。

未經教育的小孩子本能的討厭蔬菜，也許正是這種本能的展現。

植物其實會傷害我們

有人可能會說：可是我吃了沒有覺得有什麼不舒服啊！那是因為我們雖然沒有對植物化合物產生免疫，但由於我們的細胞數量相當龐大，龐大到需要好幾年的時間才會看到傷害，而這正是一種溫水煮青蛙的概念。

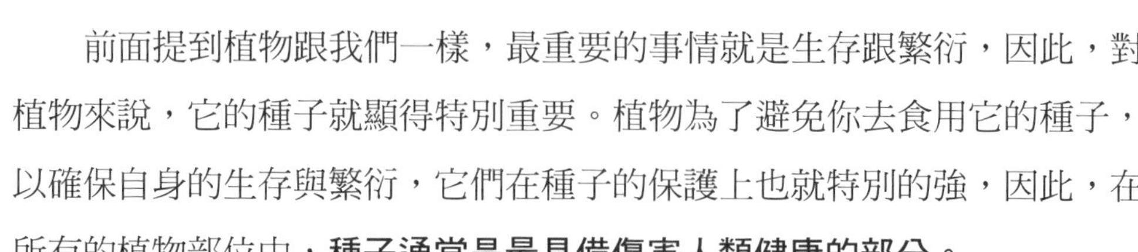

前面提到植物跟我們一樣，最重要的事情就是生存跟繁衍，因此，對植物來說，它的種子就顯得特別重要。植物為了避免你去食用它的種子，以確保自身的生存與繁衍，它們在種子的保護上也就特別的強，因此，在所有的植物部位中，**種子通常是最具備傷害人類健康的部分。**

果樹希望動物能吃進水果的果肉，同時也將裡頭的種子一起吃下肚，而種子具有自我保護的能力，讓動物沒有辦法消化它，這樣才能讓動物幫忙將種子散播出去。

會吃水果的動物通常都具有辨色能力，而植物會使用顏色來告訴動物是否可以吃它，通常果子綠色時，不僅毒素高又難吃，種子的保護外殼也還沒長好，所以植物用這種方式去阻止動物吃它；直到水果成熟表皮轉為暖色時，植物才會降低毒素、提高水果甜度，進而引誘動物去吃它。

為了得到更大的傳播與繁衍，植物選擇製造果糖，而不是葡萄糖——果糖不會影響胰島素，因此胰島素也不會提高瘦素的值。瘦素是用來提醒我們「飽了」的機制之一，所以我們吃水果往往會不知道飽，這在食物難以取得的年代，對動植物來說是雙贏，但是到了現在這個年代，我們已經不需要從水果中獲取額外的熱量，而且很多水果也不再分季節生產了。然而，全年攝取過多的水果，就是讓我們體重過重跟生病的原因之一，尤其是現在的水果與以前的水果完全不一樣了。

非當季當地的水果，一般都是在未成熟的狀態下被摘取，然後噴上環氧乙烷（Ethylene oxide），這會改變水果的顏色，讓水果呈現可以吃的暖色系，但事實上，水果裡的凝集素（Lectins）依然很高，因為裡面的種子根本還沒長好，所以非當季當地的水果其實危害是最大的。

植物被吃時也會劇烈反抗

現代科學已經驗證很久了，其實植物不但有思想，也會有痛覺，當毛毛蟲爬上植物吃葉子時，植物是知道自己當下在被吃的，這在科學儀器的檢驗下，也能夠清楚看到植物產生了劇烈反應。

試想一下，如果有掠食者咬上你的腳，你會靜靜不動讓牠吃嗎？不

植物中的反營養素

反營養素（anti-nutrient）會妨礙飲食中的營養素被人體吸收，讓人變虛弱、癱瘓或生病，反營養素包含：

- **植酸（Phytate）**：常見於堅果、種子和穀物的外殼中，會在腸道與礦物質結合，使礦物質無法被吸收。
- **胰蛋白酶抑制素（Trypsin inhibitor）**：常見於豆類，會影響消化酶發揮作用，使得我們無法分解、吸收蛋白質。
- **凝集素（Lectins）**：以種子類的濃度為最高，植物的其他部位也有，凝集素會破壞細胞之間的溝通聯繫，並造成腸漏症。
- **鞣酸（Tannin）**：又名單寧酸，會讓人腸道蠕動變慢，影響蛋白質與鐵質的吸收。
- **生物鹼（Alkaloid）**：茄科的莖與葉中含有生物鹼，茄科食物非常容易導致發炎，包括番茄、馬鈴薯、茄子、彩椒和枸杞。
- **硫代葡萄糖苷（Glucosinolates）**：常見於十字花科，會阻礙碘的吸收，從而影響甲狀腺功能。

其中又以**凝集素**影響最大。

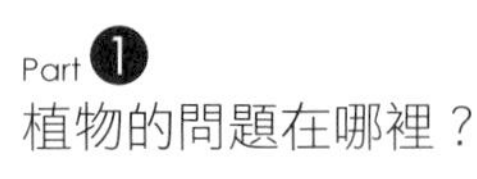

會！你會劇烈反抗，試圖逃出生天，在可以的情況下，你甚至希望能反殺獵食者，避免威脅再一次到來。植物做的事情就跟我們一樣，它們也會劇烈反抗，只不過方式不一樣，而**凝集素**可能就是植物最強力的武器之一。

凝集素是一種在動植物體內都能找到的大蛋白質，富含凝集素的食物中，目前最有名的應該就是最近很火紅的「麩質」了。

凝集素是怎麼作用的？

我們通常可以在穀物、堅果、豆類裡面發現高濃度的凝集素，為什麼呢？因為它們是植物的種子，就像每一種生物一樣，植物對於保護後代、確定繁衍也是非常重視的，而凝集素就是植物拿來作為防禦機制的一種攻擊手段。

作為植物防禦系統的一部分，當植物受到壓力或受損時，凝集素的濃度甚至會往受損的地方升高，因此，**凝集素可說是天然的殺蟲劑。**

經過基因改造的植物，能以更高的凝集素濃度來防禦害蟲的侵害，但糟糕的是，人類卻無法對凝集素免疫，因此，凝集素一樣會在我們的身體裡起作用。

凝集素對於人體的消化具有抵抗能力，所以，凝集素可以抵抗消化能力到達腸道。正常功能的腸道細胞縫隙只能通過小分子的營養元素，它可以讓該通過的通過，不該通過的便阻擋下來。但是，凝集素會增大這些縫隙，進而造成腸漏症，一邊阻擋營養物質通過，一邊讓大凝集素蛋白與細菌、內毒素，還有其他本來不應該進去的食物分子到達腸道外部，並且入侵到淋巴結、腺體和血液中。

一旦遭遇到這些平常不應該出現的東西，就會引起身體免疫系統的反應，接下來，身體中的白血球就會開始釋放炎症細胞分子，以識別、消滅這些敵人。

身體會將凝集素標記為敵人並開始進行攻擊，但糟糕的是，凝集素是一種黏性蛋白質，它們會與碳水化合物或醣脂結合，而糖蛋白則黏附在細胞膜上，也就是壞人挾持了好人，這時警方不顧一切的開槍，於是將好人、壞人都一起打死，這也是自體免疫疾病產生的一個重要原因。

凝集素也能阻擋細胞之間的聯絡，當一個神經元試圖將消息轉發給另一個神經元時，凝集素可以阻止訊息傳遞，導致我們出現腦霧的現象。

凝集素能引起內分泌紊亂，它可以通過交互作用，偽裝並模仿激素功能，來破壞和改變真正的激素功能，讓細胞和組織之間的協調工作及溝通被干擾或中斷，這會讓細胞錯誤地工作，或是造成中毒或發炎反應。

凝集素這個名字取自於它的一個能力——將細胞聚集、凝集在一起。例如，當凝集素在血液中游動時，它們可以將血液中的細胞聚集在一起，這將導致身體產生貧血等不良反應；凝集素還可以凝集免疫細胞，從而觸發或停止它們，這可能導致過敏和自身免疫問題。

誘導細胞有絲分裂

有些凝集素可作為有絲分裂原（mitogen），這是一種有助於誘導細胞進行有絲分裂或細胞分裂的化合物——由此可見，凝集素不但可以不恰當地促進細胞分裂這種情況發生，甚至還會導致細胞以癌細胞分裂的方式進行複製。

凝集素具有多樣性

許多不同類型的凝集素，具有不同的碳水化合物靶標，它們擁有不同的攻擊策略和可變的效力。

一些植物的凝集素，如蓖麻子的蓖麻毒素，是能對人類產生嚴重危害的植物性武器。因此，人類將它們變成對抗人類的武器——從蓖麻子中萃取出毒性蛋白質，這幾乎對所有的真核細胞具有殺傷作用。現在，蓖麻毒素已被用於化學戰，藉以引起血液凝集；其他凝集素的破壞作用則更加千奇百怪。

最著名的凝集素——麩質

近來興起一股無麩質飲食旋風，所以應該挺多人聽過麩質這個名詞，我們知道麩質容易引起過敏或導致不耐、腹瀉，但應該很少人知道麩質就是一種凝集素。

麩質（Gluten）又被稱為麩質蛋白、小麥麩質、麵筋、麥膠、小麥蛋白質等，是存在於麥類（小麥、大麥、黑麥、北非小米及部分燕麥）中的蛋白質。

麩質的問題在於它們很難被我們的酶消化，因此它們只有部分被消化，其餘則產生有毒的麥醇溶蛋白（Gliadin）及穀蛋白（Glutenin）。

因為無法完全被消化，麥醇溶蛋白及穀蛋白會產生「多胜肽」的殘留，對特定的人來說，他們不僅會刺激免疫反應和炎症，還會產生像類鴉片化合物一樣的作用，這可以解釋一些麩質成癮的現象——沒錯，麩質還會讓你上癮。

小麥胚芽凝集素

並非所有的凝集素都是一樣的，它們具有不同的結構，會針對不同的糖分子進行攻擊和鎖定，因此有些是無害的，有些則不是——小麥胚芽凝集素（WGA）就是其中一種特殊的有害凝集素。

小麥胚芽凝集素是小麥容易讓人體重增加的原因所在，這在古時候食物難以獲得的情況下是一種福音，然而在現代，它反而變成一種惡夢。

為什麼小麥胚芽凝集素能讓我們的體重變重？它是怎麼作用的？答案是——透過激素模仿。

身體會透過胰島素來監控體內的能源使用，當胰島素分泌時，細胞的胰島素受器一接收到胰島素的訊號，就會允許能量進入，而小麥胚芽凝集素會偽裝成胰島素，開始進行破壞、干擾，阻斷胰島素發送的訊息。

一般來說，胰島素傳遞完訊息、完成任務之後就會離開，但是小麥胚芽凝集素不一樣，它會無限期結合，讓細胞一直保持著開放、吸收能量的狀態，讓你更好地儲存脂肪。

你以為就這樣了嗎？還有更糟的呢！小麥胚芽凝集素也會與肌肉細胞、腦細胞的胰島素受體結合，只不過，這次不一樣，它展現了不一樣的攻擊手段——它不是打開細胞、讓細胞接收能量，而是阻止細胞獲得能量。如果沒有能量，細胞就會壞死，從而造成腦細胞的恐慌。

為了最原始的本能——生存，神經元開始發出飢餓信號及對糖的渴望，於是你吃了更多的糖，釋放了更多的胰島素，讓開放的脂肪細胞不停地接收能量，而小麥胚芽凝集素則是不斷阻擋腦細胞及肌肉細胞獲得能量，最終形成一種惡性循環。

科學家認為有一種可能性：神經元正在挨餓，明明我們有很多能量，但因為細胞被阻擋吸收能量，因此造成這些腦細胞和周圍神經死亡——這被認為是導致失智症、帕金森氏症和周圍神經病變的原因。

小麥胚芽凝集素本身的體積比一般的凝集素要來得更小，所以小麥胚芽凝集素比起一般的凝集素更容易通過腸道，由於迷走神經從腸道連接到大腦，因此，小麥胚芽凝集素可以透過迷走神經直接進入大腦。更糟糕的是，小麥胚芽凝集素可以穿越血腦屏障，而且因為它是一種黏性蛋白質，所以它可以與大腦中沒有任何關聯與需要的許多其他物質黏合，並將它們直接運輸進去，而這可能導致神經系統產生問題。

除了入侵大腦，小麥胚芽凝集素也可以入侵身體。像其他凝集素一樣，小麥胚芽凝集素可以與健康的蛋白質黏合，偏偏身體的免疫系統會將小麥胚芽凝集素視為外來侵入者，並製造抗體來對抗它，然後無論好壞都一起消滅掉。

小麥胚芽凝集素還可以與血管中的細胞結合，當身體防禦系統攻擊小麥胚芽凝集素時，血管會被這場戰爭波及，並導致動脈硬化，這可能讓動脈粥狀硬化的情況更加惡化。

就像小麥胚芽凝集素可以將其他物質帶過血腦屏障一樣，它的「黏性」也能使它與流感和其他病原體結合，並帶著它們穿過腸道進入體內。是不是比你想的還要可怕呢？

礦物質的小偷——植酸

假設我們真的能夠從植物身上獲得植物的微量營養素，卻從來沒有思考過，我們並不是草食性動物，因此沒有專門為了消化植物而準備的內臟與腸道細菌。

植酸本來的功能是用來保持植物幼株的礦物質含量，草食性動物的腸道細菌可以分解植酸，但我們無法，而且植酸會結合我們攝取的礦物質，如磷、鐵、鋅、鎂和鈣，並防止我們吸收。

鐵質缺乏大概是世界上最常見的營養缺乏症狀，由於鐵在向細胞輸送氧氣方面有著至關重要的作用，一旦缺鐵便會導致疲勞、虛弱、蒼白和貧血，而當鐵含量過低時，記憶和認知問題更是常見的症狀，可見缺乏鐵質對人類健康極為不利。植物中有一種稱為「非血基質鐵」的鐵，但植酸會干擾其被人體吸收。

鐵存在於食物中的型態有二：

- **血基質鐵（heme iron）**：存在於動物肌肉中，是參與血紅素合成所需的二價鐵，可直接被腸道吸收，較不易受其他營養素影響，吸收效率約 15%。
- **非血基質鐵（non-heme iron）**：存在於菠菜、無花果、扁豆、蛋、穀物和其他植物中，以三價鐵為主，必須在通過腸道時與其他維生素交互作用，才能被人體吸收，但也容易受其他營養素干擾，吸收效率只有 3 ～ 8%。

幸運的是，稱為「血基質鐵」的動物鐵不受植酸的盜竊。

經研究發現，透過比較素食者和肉食者之間植物與動物鐵吸收的差

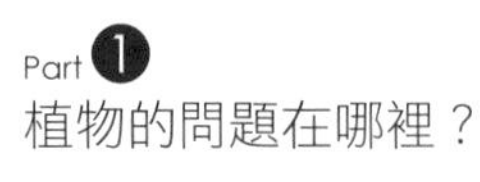

異，可以觀察到，儘管兩組都攝入相同數量的鐵，但素食者缺鐵的發生率更高。有一項針對 75 位純素飲食女性的研究顯示，儘管每日的建議攝取量（RDA）高於平均值，仍有 40%的女性處於缺鐵的情況。

營養的重點不只在於你攝取了多少，而是實際能吸收利用的數量才更為重要，這牽涉到每一種食物都有不同的吸收利用率，也就是說，即使你吃進去的量是足夠的，但因為植酸妨礙吸收，所以你依然有微量營養素不足的風險存在。

植酸影響的不只是吸收的問題，同時還可以影響澱粉酶、胰蛋白酶和胃蛋白酶等消化酶，如果食物不能消化完全，那就更別提吸收了，這表示植酸影響的不只是微量營養素，它同時也影響巨量營養素。

由於植物蛋白質是不完全蛋白質，通常必須搭配豆類與穀物來補充必需胺基酸，但穀物裡的植酸卻會影響蛋白質的消化，也會進一步導致蛋白質吸收不足。

植酸的問題可以解決嗎？

最好的方式當然是不要吃，以全穀物來說，去除穀物的外殼是一種方式，而這也是一個很有趣的地方，以前從全穀物到精緻米是一種進步，後來認為全穀物比較健康，於是糙米等又大行其道，現在對於植物的研究則又變成精緻米反而比較好。

然而，也是有很多植物性食物用這種方式不易或無法去除的，例如：豆類。因為植酸不是只存在於種子裡而已。

植酸對於大多數的烹飪方式都有抵抗力，也就是說，烹飪其實無法有效降低或減少植酸；泡檸檬汁與醋能幫助降低植酸濃度，但是，最有效的還是**發酵**這一種形式。

植物反營養成分的詳細分析

以下是針對不同植物性食物反營養成分的詳細分析，說明為什麼大多數的成分在高劑量的情況下容易導致發炎，即使是在低劑量的情況下，也會讓那些特別容易過敏的人發炎。

反營養素	食物	中和方法	負面作用
植酸	穀物和仿穀類的麩皮、馬鈴薯、堅果、豆類、各種種子。	• 鳥類和反芻動物具有植酸酶可以消化。 • 透過浸泡、烹煮和發酵，發芽只能中和一部分的植酸。	• 與腸道食物中的礦物質結合：導致缺乏鐵、鋅、鈣和其他礦物質。 • 降低澱粉、蛋白質和脂肪的消化率。
凝集素	穀物、仿穀類、種子、堅果、豆類、茄科植物、乳製品、蛋。	• 和海藻、黏液蔬菜（秋葵）一起烹煮。 • 透過浸泡、在水中煮沸和發酵，發芽只能中和一部分的凝集素。	腸漏症、神經退化性疾病、炎症性疾病、傳染病、自體免疫疾病、血液凝固。

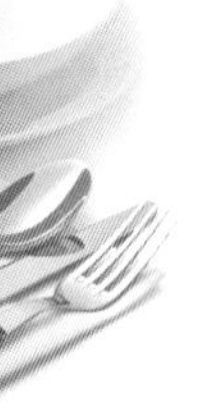

反營養素	食物	中和方法	負面作用
		• 小麥、大豆、花生和乾燥過的豆類的凝集素最不容易被中和。	
皂素（Saponin）	豆類、仿穀類、馬鈴薯、紅酒。	• 透過浸泡、烹煮和發酵（但效果不同）。 • 膽固醇和膽汁可以中和。	腸漏症、干擾消化酶。
寡醣（Oligosaccharide）	豆類。	• 其他動物具有α-半乳糖苷酶可以分解。 • 透過發芽和發酵。 • 結腸的細菌。	脹氣。
草酸鹽（Oxalate）	• 穀物麩皮、堅果、大豆、菠菜、大黃、豬菜、巧克力、紅茶、一些水果和蔬菜。 • 真菌和生物菌群的代謝產物。 • 甘胺酸和絲胺酸的代謝產物、維生素C和糖。	透過烹煮只能中和一部分。	• 與鈣結合：導致鈣和鎂缺乏、腎結石、干擾消化酶。 • 導致高尿酸血症可能是以下疾病的主要因素之一：自閉症、慢性阻塞性肺病／哮喘、甲狀腺疾病、纖維肌痛、間質性膀胱炎、外陰痛、憂鬱症、關節炎。

反營養素	食物	中和方法	負面作用
			• 研究人員認為，有多數的草酸鈣結石患者，主要原因是草酸過度吸收而造成結石形成。
氰化物（Cyanide）	豆類、木薯和許多水果的果核（例如杏仁子和蘋果種子）。	烹煮、第二階段的肝臟排毒。	腦損傷、嗜睡。
刀豆胺酸（Canavanine）	苜蓿芽。	烹煮、第二階段的肝臟排毒、腎臟。	• 血液細胞數量異常、脾臟腫大。 • 如果攝取過量的苜蓿芽汁，會造成紅斑性狼瘡。
甲狀腺腫素（Goitrogens）	十字花科蔬菜、花生和大豆。	烹煮、發酵。	甲狀腺功能減退症。
單寧酸（Tannins）	豆類、一些水果和蔬菜、茶、巧克力、葡萄酒、咖啡、醋。	• 單寧酸可結合唾液蛋白。 • 透過烹煮。 • 透過發芽，中和率約為90%。	缺乏鋅和鐵、生長速度和體重增加受到抑制、礦物質吸收受到阻礙、抑制消化酶、加速血液凝固、肝壞死。
胰蛋白酶抑製劑（Trypsin inhibitor）	穀物、豆類。	透過烹煮，發芽只能中和一部分。	生長抑制、胰臟炎。

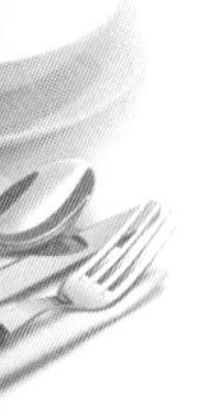

反營養素	食物	中和方法	負面作用
α-澱粉酶抑製劑	穀物、豆類、堅果皮、甜葉菊。	透過烹煮，發芽只能中和一部分。	菌叢不良（念珠菌病）、對胰臟組織產生傷害。
大蒜素和芥末油（Allicin and mustard oil）	洋蔥、青蔥、蔥韭、韭菜、大蔥和大蒜。	烹煮、第二階段的肝臟排毒。	• 口臭、身體異味、消化不良、胃酸逆流、腹瀉、胃痛、脹氣、貧血、開放性傷口不易凝血、過敏反應、意外流產。 • 影響嬰兒吸收母乳營養的能力。
水楊酸（Salicylates）	漿果和乾果、一些蔬菜、草藥和香料。	透過體內的機轉，有與藥物阿斯匹靈相同的作用。	胃和腸道出血、消化不良、皮膚過敏反應、肝中毒、出血時間延長、腎功能受損、頭暈、精神錯亂、過敏反應。
促鈣三醇、龍葵鹼、尼古丁（Calcitriol, solanine, nicotine）	番茄、枸杞、茄子、辣椒、綠色馬鈴薯。	肝臟、腎臟。	鈣質沉著症、肌肉疼痛和緊繃、晨僵、癒合不良、關節炎、失眠、膽囊問題。
麩質（Gluten）	所有小麥、黑麥和大麥植物。	無。	消化問題、腸漏綜合症或自體免疫疾病、過敏反應、認知障礙。

反營養素	食物	中和方法	負面作用
卡茄鹼（Chaconine）	玉米、茄科植物。	透過烹煮只能中和一部分。	消化問題。

植物含有用於阻止捕食者食用它們的植物化學物質，這些植物化學物質會干擾必需維生素和礦物質的吸收，鐵、鈣、鎂和鋅都會受到各種反營養素的阻礙。因此，當一種以植物為基礎的飲食說它含有 50% RDA（推薦膳食攝取量）的鋅時，實際上可能有很大的落差。相較之下，肉類不含這些反營養素，而是含有易於吸收和利用形式的維生素和礦物質。

動植物營養吸收率分析

以下是針對不同植物性食物和動物性食物的生物利用度分析，以表明植物形式的營養素其實不如動物形式，且生物利用度也較低。

營養素	動物型態	植物型態
維生素 A	• 視黃醇 • 100%生物利用度。 • 通常存在於含有脂肪的食物中，與 β-胡蘿蔔素相比，可進一步增加吸收。	• β-胡蘿蔔素 • 必須再轉化為視黃醇。 • 在身體健康的情況下，只有 16.6%生物利用度。 • 有消化問題和疾病時，會減少轉化成視黃醇。 • 兒童，特別是嬰兒，根本無法轉換，所以其生物利用度是 0%。

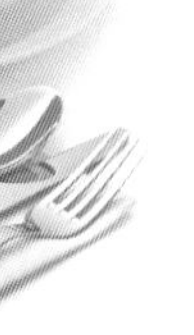

營養素	動物型態	植物型態
維生素 D	• D_3 • 100%生物利用度。 • D_3 通常存在於含有脂肪的食物中，與 D_2 相比，可進一步增加吸收。 • 研究表明，在各種因素所造成的死亡率中，維生素 D_3 能顯著降低整體死亡率，功效高過於 D_2。	• D_2 • 33%生物利用度。
維生素 K	• K_2 • 100%生物利用度。 • 美國食藥局規定，K_2 不能在 FDA 的營養成分標籤中列為維生素 K。 • K_2 常見於含有脂肪的食物中，與 K_1 相比，可進一步增加吸收。 • 研究表明，K_2 在凝血和預防骨折的效果上優於 K_1，但仍需更多研究證據。	• K_1 • 10%生物利用度。 • 維生素 K_2 的長支鏈結構使其在血液中循環的時間長於 K_1。如果維生素 K_1 能在血液中停留數小時，某些形式的 K_2 則能在血液中停留數天。 • 一些研究人員認為，維生素 K_2 在血液中的循環時間越長，就能更好地被整個身體組織利用。 • 維生素 K_1 主要被運送到肝臟，並由肝臟使用。
維生素 B_6	• **吡哆醛、吡哆胺和吡哆醇** • 吡哆胺在體內具有一些功能，吡哆醛和吡哆醇則不起作用。 • 如果你需要增加維生素 B_6 的攝入量，最好選擇動物性食物。	• **吡哆醇** • 植物來源中的吡哆醇通常具有較低的生物利用度，它會與蛋白質結合，導致無法有效傳送到需要的身體組織。
維生素 B_{12}	在動物性食物中大量存在。	在植物性食物中沒有發現。

營養素	動物型態	植物型態
鐵（Iron）	• 血基質鐵 • 100%生物利用度。	• 非血基質鐵 • 5.9 ～ 57%生物利用度。 • 高血紅素鐵和維生素 C 的食物可以提高身體吸收非血紅素鐵的能力，但植物中的植酸和單寧酸會減少其吸收。
肌酸（Creatine）	• 大部分儲存在肌肉中，但也有一部分存在大腦中。 • 改善身體表現和大腦功能。	在植物性食物中沒有發現。
肌肽（Carnosine）	• 肌肽是一種集中在肌肉和大腦中的抗氧化劑。 • 對肌肉功能非常重要，肌肉中含量的多寡與減少肌肉疲勞和改善表現有關。	在植物性食物中沒有發現。
牛磺酸（Taurine）	• 牛磺酸是一種硫化合物，存在於各種身體組織、肌肉和內臟中。 • 飲食中的牛磺酸可能在維持體內牛磺酸標準方面有著主要作用。 • 可能對心臟健康有各種益處，如降低膽固醇和血壓。 • 僅存在於動物性食物中，如魚類、海鮮、肉類、家禽和乳製品。	• 在植物性食物中沒有發現。 • 素食主義者的牛磺酸含量顯著低於肉食者。
膽固醇（Cholesterol）	• 在所有食物中，內臟、蛋、魚卵中的含量較高。 • 人體大腦中的含量十分豐富。	在植物性食物中沒有發現。

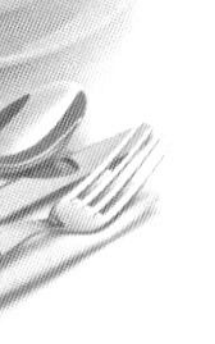

營養素	動物型態	植物型態
DHA	• 腦和魚卵含量最高。 • 其他高品質的脂肪、蛋和奶製品含有 DHA。 • 對正常的大腦發育和功能很重要，缺乏 DHA 會對心理健康和大腦功能產生不良影響，尤其是兒童。孕婦 DHA 攝取不足可能會對孩子的大腦發育產生不利影響。 • 增加注意力，減少記憶力減退和改善認知功能。 • 降低罹患失智症和阿茲海默症的風險。	• 在植物性食物中沒有發現，需透過 ALA 的轉化而來。 • 在體內，DHA 也可以由 Omega3 脂肪酸中的 ALA 製成，這在亞麻子、奇亞子和核桃中大量存在。 • ALA 轉化成 DHA 的效率非常低，最多 3～10%。富含 Omega6 脂肪酸的飲食，轉化率降低了 40～50%，最多只有 1.5～5%轉化率。
	• 在飲食中攝取更多 DHA 的人，更不容易出現壓力、抑鬱和憤怒。許多研究證實，容易產生壓力、抑鬱和生氣的人在飲食中增加更多 DHA 可以獲得改善。	• 素食者和素食主義者的 DHA 含量通常低於肉食者。
鈣（Calcium）	• 存在於動植物食品中。 • 含量最高的動物來源是骨骼／骨粉、骨髓、蛋，乳製品是第二。	• 存在於動植物食品中。 • 植物中的草酸和植酸會減少鈣的吸收，可能引起草酸鈣結石。
鋅（Zinc）	• 存在於動植物食品中。 • **軟體動物**是含量最高的動物來源。	• 存在於動植物食品中。 • 植物中的植酸和單寧酸會減少鋅的吸收。
鎂（Magnesium）	• 存在於動植物食品中。 • **軟體動物**是含量最高的動物來源。	• 存在於動植物食品中。 • 植物中的草酸和植酸會降低鎂的吸收。

營養素	動物型態	植物型態
銅和磷（Copper and Phosphorus）	• 存在於動植物食品中。 • **軟體動物**是含量最高的動物來源，其次是肝臟。 • 對於磷而言，含量最高的動物來源是骨骼／骨粉。	• 存在於動植物食品中。 • 植物中的植酸會降低銅和磷的吸收。

吡哆胺的人體作用

吡哆胺是一種螯合劑，它可以與重金屬相互作用並吸收重金屬。
人體老化（尤其是皮膚）的原因之一，便是因為「最終糖化蛋白」的形成，任何細胞只要經由血液中的葡萄糖相互作用後，都會導致細胞糖化。這情形在糖尿病患者中會更加嚴重，因為血糖中含有更多的糖，進而使細胞「焦糖化」（梅納反應，Maillard reaction）。這些細胞上的糖在開始分解後才會成為問題，最終糖化蛋白會釋放出大量的自由基，導致許多粒線體（細胞能量中心）在使用氧氣來製造能量時衰亡，細胞也會因此死亡——當細胞大量死亡時，組織和器官便會失去作用。
這個過程會產生皮膚皺紋、白內障、動脈粥狀硬化、腎功能衰竭、糖尿病併發症及阿茲海默症（儘管阿茲海默症有其他類型的細胞破壞）。
盡早防止身體生成最終糖化蛋白，就能阻止這些衰老疾病的進展，而這就是吡哆胺介入的關鍵，它可以阻止一種名為「梅納反應」的化學變化。你可能不知道這種化學變化，但你在生活中可以看到梅納反應：這種糖和胺基酸的結合會使烤麵包變成金棕色、油炸後的零食吃起來酥脆、烤肉上的焦香或使楓糖漿呈棕色。在細胞的作用上，吡哆胺可以防止細胞變成「烤吐司」。

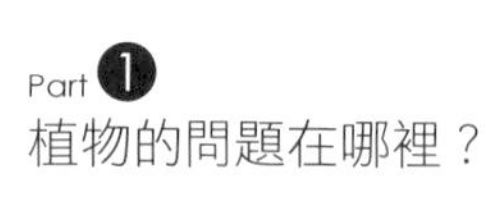

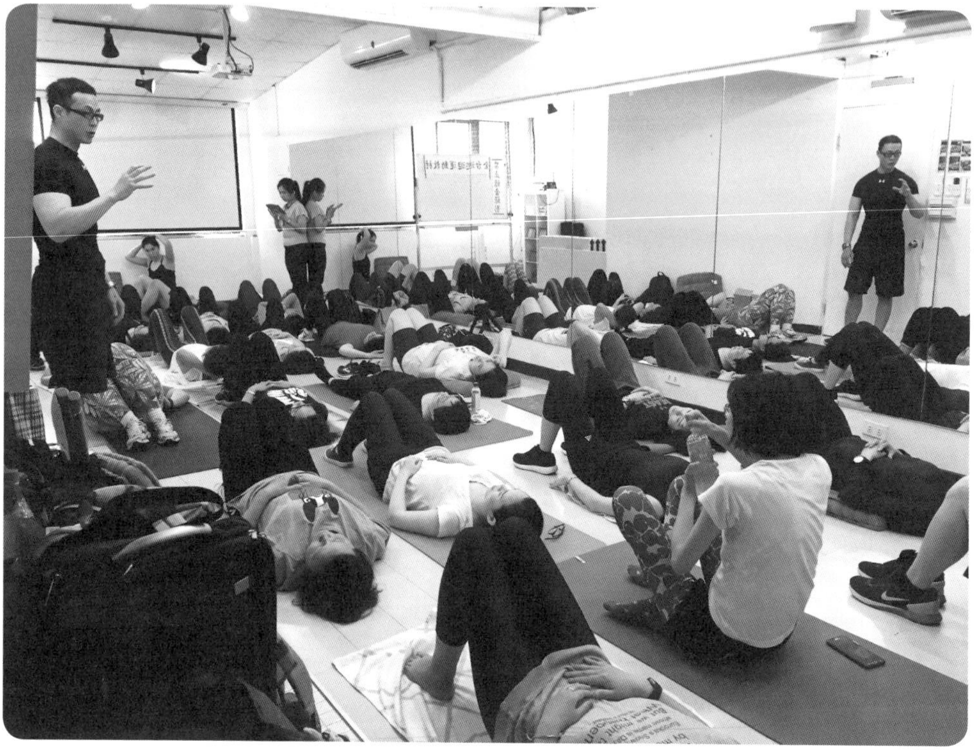

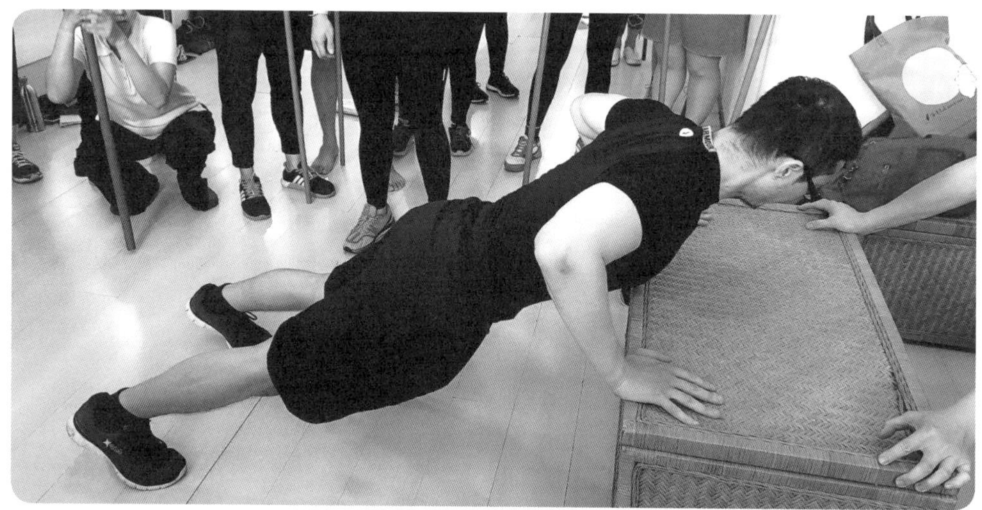

Chapter2

人類飲食演化史

我讀過一篇非常棒的文章，它用很簡單的方式來幫助我們了解人類演化過程到底發生了什麼事，首先，我們得將已經知道的人類幾百萬年可考的飲食演化史縮短成 24 小時，這樣我們才能有一個清楚的概念。

24 小時的人類飲食演化史

我們之所以從四足動物演化成雙足動物，是因為四足走路可以找尋食物的半徑範圍太小，大概只有 3 公里而已，演化成雙足動物後，這個半徑加大到 10 至 13 公里。我們得到了超常耐力，但同時也失去了速度與力量，我們從此變成了獵物，而這也是我們為什麼演化成有著光滑皮膚、沒有茂密體毛、身上充滿著汗腺散熱能力的強大狀態，因為這樣，我們才能在其他汗腺不發達的掠食者正躲在大太陽底下的樹蔭下休息時，進行移動。

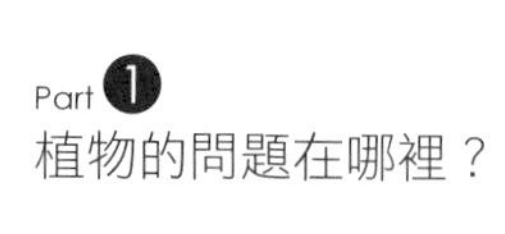

我們的祖先主要是吃水果，沒有水果時就吃營養較差的塊莖與樹葉，後來再演化成能吃腐肉與昆蟲，這一切的演變，都是為了適應周圍的環境與氣候變化，我們稱之為「天擇」。

在剛開始的 23 個小時裡，人類完全是機會主義的攝食者，也就是有什麼吃什麼，首選當然是營養密度高的食物，沒有水果時就吃營養密度與熱量差的植物，隨著時間演變，人類越來越不具備食用植物的能力，而且變得越來越有尋找與獵捕肉類飲食的能力。

等時間經過 23 小時後，以化石同位素研究顯示，人類的飲食幾乎與肉食動物一模一樣，這樣的情況一直到過了 23 小時又 55 分鐘之後，可能是因為氣候異變、冰河時期，選擇改吃肉食的人類活了下來，選擇繼續吃水果與植物的人種則因覓食困難而滅亡。

當然，這是一個過渡時期，整個飲食與人類的演化都是慢慢改變的，即使高度依賴肉食，在某些季節裡，人類還是會吃些水果與植物來補充食物的短缺，但也正是因為飲食的改變——走向高熱量、高營養密度，我們的大腦才能得到如此成長。尤其是在冰河時期，如果我們依然依靠水果或植物而不選擇肉食，那麼我們注定只有滅亡這一條路。

既然如此，最後的 5 分鐘究竟發生了什麼事？

改變人類的飲食：農業革命

在最後的 5 分鐘，農業革命開始了，我們放棄了肉類飲食，開始食用人類歷史上很少或從未食用過的植物。

可是我們之前也吃過植物啊！會這樣說，是因為現在我們吃的植物在過去可是幾乎不吃的，在農業革命之前沒有小麥、沒有玉米，也沒有大米，但現在卻成為人類主流的主食項目。

隨著農業發展，我們開始選擇性育種，將這些種子類穀物種植成我們獲取熱量的主要來源食物，這些穀物蛋白質低、脂肪低、微量營養素含量低，但熱量與植物毒素卻都很高。

所以也許不用感到奇怪，為什麼在這最後的 5 分鐘裡，我們的大腦會萎縮了 10%，而且我們的牙齒還出現了缺損、骨骼出現病變和產生退化性疾病。

人類首次歷經飲食上的遽變，第一次暴露在大量、過去從未食用過的天然植物毒素中，然而，我們一直沒有發展出應對這些毒素的進化。相反的，在那 23 小時又 55 分鐘內，我們的膽汁製造量大幅成長，讓我們可以更好地消化吸收營養密度與熱量都高的肉類，而這也提供了我們大腦所需要的燃料，但同時我們不再能處理那些植物纖維了，也許退化的盲腸能夠很好的說明這一點。

在這最後的 5 分鐘之前，也就是**農業革命開始之前，肥胖其實是不存在的**，從我們開始大量攝食碳水化合物之後，這是人類史上首次變胖——這是一個相當有趣的現象，極高的熱量攝取伴隨著微量營養素極度不足，因此**胖子是熱量過剩、營養不足**。

我們對毒的解釋必須考慮到劑量，有時候微毒對身體反而是有益的，就像是重訓破壞肌肉一樣，這些微量、可耐受的破壞，反而會讓你變得更強壯，而且血清也是這樣製造出來的，所以微毒不但對身體無害，還會讓你變強，也就是我們常說的：凡殺不死你的，必讓你強壯！

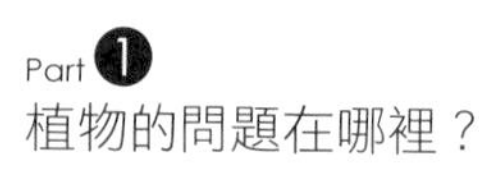

但如果是急遽增大的劑量呢？那必然是一種災難了。在農業革命之前，人類也會食用植物，但是當時是機會性的食用，例如有水果能吃，誰要去狩獵？難道狩獵沒危險嗎？沒有獵到食物也沒有水果，才會去挖塊莖來吃，而這些機會是很小的，所以食用的劑量也很少，更不用說以前的水果跟現在的完全不一樣，不僅塊頭不一樣、甜度不一樣，也根本沒有所謂的未熟水果（含大量凝集素）會被人類使用藥物來催熟這回事。

生物鹼、草酸鹽和單寧酸等天然植物毒素，即使有毒也可以**少量食用**——一個健康的人體，可以在沒有重大問題的大多數情況下對它們進行解毒、排毒。

但是，對於植物生存非常重要的種子類就含有大量的植物毒素，植物為了繁衍，將所有的火力都集中在保護這些種子不被吃掉，於是**種子**便成了毒素最高的部位。在農業革命之前，人類幾乎不吃種子，但最後這 5 分鐘改變了一切，最毒的部位反而成了我們最大量攝取的主食。

一個東西對人類有沒有害處，除了要看成分，更要看劑量。有益的東西份量不足沒有幫助，有害的東西份量不足沒有影響，甚至連微毒都還有可能幫助人體變得更強壯，跟血清是一樣的道理。

自從農業革命開始，以植物為基礎的飲食讓我們開始大量吃進凝集素、植酸和酶抑制劑，在過去隨機靠運氣得到的植物類食物，原本是可控制在自我解毒劑量範圍，但由於突然劇烈增加攝取，導致劑量開始壓倒人體防禦機制，我們根本來不及發展或進化出處理這種劑量的生理特徵。

其實我也不相信你會想進化出能處理的能力，如果你是因為吃肉才變成現在的大腦與身體，那麼再次演化成適合植物的狀態，也代表你可能必須變回類似黑猩猩的樣子——從短短 5 分鐘的時間縮小 10%的大腦與減少 10 公分的身高這點，就可以大概看出端倪。

此外，植物本身的熱量與營養密度較低，所以草食性動物才需要整天不停地進食，根本不用做其他事情了。在這種情況下，再加上植酸會阻止礦物質的吸收、酶抑制劑會阻礙蛋白質與脂肪的吸收，因此就更進一步的降低營養攝取了。更糟糕的是，隨著攝取時間過去，我們攝取的植物毒素會逐漸加劇腸道通透性，讓腸漏症變得越來越嚴重，形成一種可怕的惡性循環。

另外，我們的身體為了保護血糖機制的平衡，不讓濃度過高的糖產生毒性，所以胰島素會跟著升高，但發展到最後就是胰島素阻抗，進而形成代謝疾病。

為了彌補上述所說的一系列損害，人類史上第一次開始飆升血糖，強迫胰腺泵出胰島素，使得代謝失調。

你以為這 5 分鐘的遽變已經夠可怕了嗎？錯了！當時間來到最後一秒時，才是最沉重的一擊，而且還在持續惡化中。

最後一秒發生了什麼事？

工業革命！

人類飲食最致命的一擊：工業革命

透過各式各樣的技術，我們不斷加工、提純、濃縮、融合各式各樣的食物，包括化學物質，這等於以等比級數的速度讓毒素劑量暴增，而且出現太多我們的身體根本從來沒有接觸過的食物。

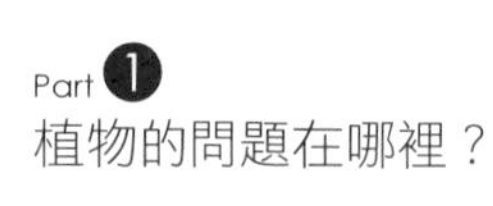

我們進步的醫療科技讓我們可以對抗許多以前對抗不了的疾病，但我們「進步」的飲食卻又創造出更多處理不了的疾病，這是不是非常諷刺？

我們不但大量集中生產穀物，為了保有更高的收成率，我們一方面對穀物進行了基因改造，讓穀物的凝集素更高，更有效地阻止昆蟲吃它，一方面噴灑農藥上去，並放上防腐劑，讓食物更方便保存與運送。

接下來是脂肪攝取的改變。

幾百萬年來，人類的膳食脂肪攝取幾乎都是來自動物脂肪。農業革命期間，雖然我們改用低脂飲食，但是大部分的膳食脂肪都還是以動物脂肪為主要來源。

然而，在 24 小時的最後一秒，我們發明了工業植物種子油，在短短時間內，我們**用非天然植物性工業化脂肪代替了天然動物脂肪**。

我們知道動物脂肪富含飽和脂肪酸和單元不飽和脂肪酸，而植物種子油富含多元不飽和脂肪酸（PUFA）——這些多元不飽和脂肪酸來自於植物種子，透過複雜的工業加工，來提供我們植物油，如玉米、大豆和葵花子油。

經過進一步處理（氫化）後，這些脂肪可以在室溫下變成固體，並作為人造奶油，塗抹在麵包上或做成起酥油，以保持烘焙食品的嫩滑和濕潤。這種加工產生了完全不自然的脂肪，包括著名的**人工反式脂肪**——一種對人體非常不好的油脂。

脂肪對身體的重要性可能遠遠超乎你的想像，舉凡巨大能量的儲存、荷爾蒙的原料、膽汁的原料、細胞膜的原料，連大腦 60％以上都是由脂肪組成的，若是沒有脂肪，身體很多機能都得停擺。

所以，沒有攝取好的脂肪已經夠慘了，大量攝取不好的脂肪更是災難，不僅會破壞細胞膜、引起炎症，而且與心臟病、癌症和神經系統問題密切相關。

Omega3 與 Omega6 的平衡

人體理想的 Omega3 與 Omega6 的平衡最佳是 1：1，最大不宜超過 1：4，以簡單不複雜的方式來說：Omega6 主導發炎，Omega3 主導消炎，但動物油與植物油在 Omega3 與 Omega6 的比例上有非常顯著的不同。

發炎與消炎的功能對身體都很重要，我們需要利用炎症來癒合傷口和修復組織，但過多了反而會導致慢性全身性炎症，而 Omega3 則可以消除、減少炎症。

一旦比例失衡，Omega6 就會使身體容易發炎，**植物種子油含有非常高的 Omega6 脂肪酸比例，這對身體來說是促發炎的。**

現在的西方飲食導致我們攝取 Omega6 脂肪酸比 Omega3 脂肪酸多 10 ～ 20 倍是很常見的——這導致我們的身體變得非常容易發炎。越來越多的研究表明，如此壓倒性的 Omega6 與 Omega3 攝取比例，會導致心臟病、癌症，甚至神經系統出現問題（如抑鬱）、具有攻擊性、暴力行為和焦慮。

動物脂肪具有更多飽和脂肪酸，它們更穩定、不太會氧化和腐壞，與植物油中的高濃度多元不飽和脂肪酸正好相反，若把這些不穩定的不飽和脂肪酸拿來做中高溫的烹調，將會導致更進一步的變質、促炎，偏偏這就是我們現在正在做的事——拿植物油來烹調。

心臟病的大量發生

在23小時又55分鐘之前，也就是農業革命之前，我們採用的是高飽和脂肪飲食，那時心臟病基本上並不存在。然而，在最後一刻，安賽爾．基斯（Ancel Keys）告訴我們飽和脂肪會導致心臟病，由於他的誤導性聯想，世界衛生組織將其變成主流學說，讓我們開始降低動物脂肪攝取量，進而提高植物油的攝取量，心臟病也就在此時開始大量發生。

「飽和脂肪是有害的」這種「主流學說」直到今天依然是大部分人固守的真理，看看市面上有多少低脂、除脂熱門食物商品就知道了。然而，人工氫化脂肪（如反式脂肪）才是現代世界中毒性最大的食物之一，到處都充滿著這種脂肪。幾乎所有的加工食品——從烘焙食品、麵包到餅乾，還有薯條、花生醬、披薩，都是由滿滿的氫化植物油製成。

糖的出現

在23小時又55分鐘之前，也就是農業革命之前，我們攝取的碳水化合物份量是最少的，但農業革命之後我們以植物為主食，碳水化合物的攝取遂急遽增加。工業革命之後，糖出現了，我們對於植物的提純與攝取的劑量再一次達到了飛躍與毀滅性的後果。

跟所有的東西一樣，糖一開始只是富人之間的奢侈品，當精緻白糖剛到歐洲時，基本上只有富人能吃到，其他人的碳水化合物攝取依然來自於穀物與澱粉，一直到1900年，工業進一步發達，製糖技術也更為成熟後，糖才開始成為我們飲食的組成來源，而且佔了25％以上，然而，我們的身體根本來不及跟上這種變化。

這些精緻碳水化合物引起了身體的混亂，由於食欲監控系統的欺騙，導致我們吃進超過身體能耐受的份量。每一餐大量糖分的湧進，讓胰腺不得不大量製造胰島素來調整血糖，以免血中毒性太高，最後胰島素疲於奔命、細胞糖分超載，造成胰島素阻抗、胰腺機制停滯或損害，第二型糖尿病也就跟著出現了。

沒有胰島素平衡血糖，高血糖會破壞細胞的水平衡、損害免疫系統，並傷害視力、腎臟和神經。而隨著糖不斷增加，肥胖、心血管疾病、癌症、失智症（有些人稱之為「第三型糖尿病」）也漸漸變得越來越普遍。

糖的惡性循環

糖還會透過糖化作用直接損害組織，糖化終產物（AGEs）是不可逆的損害分子，這類似於氧化脂肪及自由基的骨牌效應，當一個分子被糖化時，這些糖化終產物會與其他分子交聯而造成損害，進而產生一連串的傷害。糖化作用隱含在許多健康問題中，包括糖尿病、高血壓、血管損傷、老化和失智症。

人體的全部血液含有約 1 ～ 1.5 茶匙的葡萄糖，體內只有紅血球、視網膜等少數細胞才需要葡萄糖，而我們需要的所有葡萄糖都可以由蛋白質製成（糖質新生），所以我們有必需胺基酸、必需脂肪酸，卻沒有必需碳水化合物，因為根本不需要吃任何糖。然而，我們現在卻在所有的食物、飲料裡都加進了糖。

為什麼大量的糖對身體如此有害、但我們的身體卻不懂得排斥糖呢？其中一個很重要的原因是——它會讓人**上癮**。當我們吃糖時，大腦的「快樂中心」會亮起來，它會活化與古柯鹼相同的大腦區域，並且引起類似於其他成癮藥物的神經化學變化。

上癮的機制加上便宜易取得的特性，在在加劇了惡性循環。隨著糖的激增，胰腺為了保護身體，開始大量製造胰島素，而這會立即停止燃燒任何脂肪，因為脂肪對身體的危害沒有糖的立即性來得那麼高，所以身體傾向於全力將糖先使用、處理掉。

然而，隨著胰島素的大量分泌，血糖很快地下降得太低，導致激素告訴大腦要快速補充，因此我們對糖的渴望變得更加強烈；由於胰島素使脂肪提取使用變得非常困難——這種渴望變得更像是一種能量缺乏的恐慌，這時我們的能量下降，開始感到疲倦，大腦變得模糊遲鈍，我們會「又餓又怒」，並且想要更多的糖。最後，意志力輸給了成癮性，我們攝取了更多的糖，而來自大腦的「獎勵」加強了這種行為。但是，渴望和成癮的後果是什麼呢？

在這種惡性的「糖循環」中，我們總是一直處於很餓的狀態，而這種飲食方式會讓我們儲存更多的脂肪，並破壞了荷爾蒙的信號，失去了利用脂肪細胞中所儲存的豐富能量的能力。

果糖

精製白糖很糟糕，但在 1956 年，當加工開始進化，我們新提純加工製造出來的糖更加危險，高果糖玉米糖漿（HFCS）出現了。

果糖比精製白糖更甜、更便宜，而且保存與運送也更為方便，重點是——果糖聽起來就很天然健康。一直到 1970 和 1980 年代，高果糖玉米糖漿大量的加入到我們的飲食中，它被裝入汽水、果汁、小吃、甜點、糖漿和沙拉醬裡。

果糖，也就是「水果中的糖」，在身體能量的使用上必須以特殊方式由肝臟處理，因為它必須被解毒。與酒精中毒不同，**長期攝取過量的高果糖玉米糖漿會刺激肝臟的毒素，進而加重並損害肝臟**。事實上，**雖然水果聽起來很健康，但它是非酒精性脂肪肝疾病的主要形成原因**。

由於這樣的濫用，因此損害了肝臟處理葡萄糖的能力。然後，血糖增加，胰腺製造出更多的胰島素，於是脂肪積累，接著食欲失調，激素系統功能開始出現障礙，最終形成一種惡性循環。

要注意的是，果糖的糖化特別危險——引起糖化的速度是葡萄糖的 7 ～ 10 倍，對於患有高血糖的糖尿病患者來說，這是一種加速衰老和血管損傷的方法。

所以，想要合法的殺人嗎？一直給他大量吃這些東西就好了，他還會非常開心呢！

人造化學加工品

上述的這些東西，了不起只是從天然的東西中加工出來的，但還有其他化學加工品的危害也是非常的驚人，殺傷力可能還更大，例如——食品添加劑。

其實，我們現在的食物都會有成分標示，但在標示裡常常出現連大多數生化學家可能都不認識的成分，這些成分標示基本上對大眾來說，標了也是白標。我們之所以會放心的吃，那是因為我們假設了這些化學品已經過政府與科學家嚴格的健康和安全研究測試、證實可以攝取，但這可能並非事實。

我們加工食品中的添加物其實含有合成化學品——酸度調節劑、抗結塊劑、消泡劑、抗氧化劑、填充劑、染料和食用色素、乳化劑、增味劑和人工香料、膠凝劑、上光劑、保濕劑、防腐劑、穩定劑、人造甜味劑和增稠劑。這些化學品有許多都具有潛在的毒性，實際上，對於它們的綜合影響我們目前依然所知甚少。當這些化學物質混合在一起，或是與藥物一起服用，或者它們在如人體一樣複雜的環境中相互作用時，究竟會發生什麼？這些我們並不知道，但有越來越多的證據表明，這些化學物質並非無害，尤其是當大部分的食物裡都含有這些東西的時候。

人工甜味劑

當然，也不是沒有人發現大量精緻糖類的危害，隨著時代的進步與網路的發達，糖的危害也越來越多人知道，就像是當我們污名化脂肪時，低脂產品應運而生那般——當我們了解糖的危害時，我們制定出來的對策就是開發出人造甜味劑。

1970 年代，一種稱為甜蜜素的甜味劑從市場上被下架，因為它與睪丸萎縮和癌症有關聯，但這並沒有嚇到大家，依然還有其他甜味劑相繼出現。今天，糖精和阿斯巴甜已獲得廣泛吸引和使用，即便研究表明這可能不是一件好事。

阿斯巴甜是金錢和政治利益壓倒性勝過健康和科學的典型例子。阿斯巴甜的業者資助了許多關於甜味劑的研究，想當然耳，研究資料全都顯示其安全性。然而，超過 90%的獨立研究卻都顯示甜味劑存在著很大的問題，包括腦瘤和淋巴瘤的風險增加。

同時，研究認為這些人造甜味劑也會讓大腦對能量消耗感到困惑。隨著甜味出現，大腦會認為卡路里正在進入體內，但事實上並沒有，而這種錯誤訊息會干擾正常的荷爾蒙信號，當甜味有時能準確地反應能量攝取、有時卻不能反應能量攝取時，食欲就會失調——有證據顯示，這會導致暴飲暴食和對糖的渴望。

一樣是那句老話：代糖要是有用，世界上早就沒有胖子了！

人工色素和染料

在食物的賣相上，漂亮的顏色具有很大的市場吸引力，所以商家會添加人工色素和染料，使產品看起來更具吸引力。這些添加物中，有一些來自石化產品和煤焦油，如藍色 1 號、柑橘紅 2 號及綠色 3 號。

在動物研究中，許多添加物已被證明是有毒的、會導致腫瘤，並且與過敏反應等其他健康問題有關，人體臨床試驗甚至表明它們可能導致過動症。人工染料被歸類為**興奮毒素**，它可能因過度刺激而損害神經細胞。事實上，醫生曾透過消除人工色素成功地治療過動症。

味精（谷氨酸鈉）是另一個廣泛用作增味劑的興奮毒素的例子，如今，化學添加物也被認為是七大食物過敏源之一。

乳化劑

我們試圖使物質以不自然的方式運作，例如讓油和水混合，這就是乳

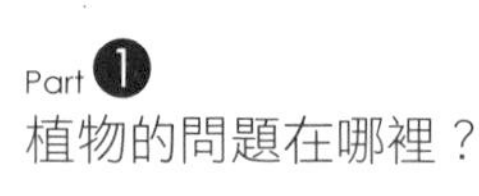

化劑，也稱為表面活性劑，它們可以讓通常不會混合的物質混合在一起。許多加工食品可藉由複合乳劑製成，例如：讓食物具有長保存期限的化學物質，在將它混和進食物中後，還需要高濃度的合成乳化劑才能將它們黏在一起。

但顯然我們的身體並不適合處理這些新型合成化學品，科學家認為乳化劑會對消化道造成損害並導致「腸漏症」，從而引發自體免疫疾病。

防腐劑

新鮮的食物壞了，這對保存期限或利潤不利，因此發明了食品防腐劑，以防止微生物生長，並避免任何暴露於氧氣（即氧化）中相關的化學變化。

如果你去看一袋食物上的成分，你可能會看到化學物質，如苯甲酸鈉、丙酸鈣、EDTA 二鈉、丁基羥基甲氧苯（BHA）、二丁基羥基甲苯（BHT）、亞硫酸鹽、亞硫酸鈉、亞硫酸氫鉀、焦亞硫酸鉀。

這些物質究竟會對人類健康產生什麼影響，人們對此其實所知甚少，不過，我們確實知道有些人會受到這些物質的嚴重影響，例如：對亞硫酸鹽的過敏反應非常普遍。

加工過的穀物需要像 BHT 這樣的防腐劑來阻止油中的 PUFA 氧化，它同時也是一種內分泌干擾物，像雌激素的作用一樣——這就像是三重打擊，穀物、氫化植物油與防腐劑混合在一起。

我們都知道微生物群對我們的健康有多麼重要，但我們很容易將這些化學品添加到我們的食品，然後吃下去，而這些吃下去的卻又是專門用於阻止細菌和其他微生物生長的化學品，這不是很諷刺嗎？相信大家應該都看過 M 牌漢堡、薯條腐壞速度的影片吧。

植物毒素無所不在：工業革命之後

時間來到了最後 1 秒。

在 23 小時 59 分 59 秒內，也就是工業革命之前，人類吃不到任何精製糖、精製穀物或精煉植物油；工業革命之後，我們的加工、濃縮及提純讓植物的天然毒素被增加到不正常的劑量，從毒素轉化為毒藥。許多人認為我們的主食是「健康」食品，包括穀物和大豆，但這些食物仍含有反營養素和植物防禦化學物質，會損害我們的內臟並導致疾病。

我們的碳水化合物攝入量，在極短的時間內，從最低限度轉為我們熱量來源的絕大部分。單醣、果糖和精製碳水化合物會混亂我們的激素、誤導我們的食欲，進而導致暴飲暴食、肥胖、胰島素阻抗和糖尿病，並造成現代最致命的疾病，其中包括心臟病、癌症和失智症。

我們將天然動物脂肪替換為工業化植物脂肪，這些脂肪會融入到我們的細胞中，破壞它們的結構和功能：Omega6 脂肪酸壓倒了 Omega3 脂肪酸，因而促進了炎症；多元不飽和脂肪酸易被氧化，因此容易損害攝取它們的人。

我們用營養不良的穀物和糖代替了營養豐富的肉類，雖然我們因為熱量攝取過多變得很胖，但我們卻同時缺乏營養、缺乏必需的維生素和健康所需的礦物質。生活中到處都有人工毒素，我們的食物都含有殺蟲劑和添加劑，而所有的這些「食物」都是在人類歷史時鐘剩下 1 秒鐘時發明的。

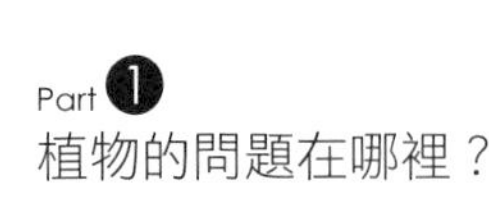

明明穀物、糖和植物油佔我們所攝取的卡路里的絕大部分，但不知為何，我們卻開始宣導肉類（我們這個物種本該進食的食物）會在現代世界導致諸多疾病和流行病。

這不是很明顯嗎？現代的食物設計組成與過去 5 分鐘的食物發明，兩者之間明顯出了問題。進化而來的人體因應天擇，開始設計用於特定燃料，我們不僅稀釋了這種燃料，而且還完全改變內容比例，但我們卻不知道為什麼我們變得肥胖、跑得更慢、病情加重，也不清楚以驚人速度發展的疾病究竟從何而來。

原本沒問題的東西，為何變成大問題了呢？

因為**劑量**。

拿大豆來說好了，假設你攝取大豆，因為劑量不大、頻率也沒有太頻繁，因此身體有時間緩衝，可以處理它帶來的不良影響、將之排毒，一般來說不會引起任何問題。但是，假設你每天都吃大豆，身體也不斷的排毒，如果每一次的劑量仍然夠低，你還是不會發現任何不良影響。現在讓我們拿出那些大豆並精製它們、加工它們，給你豆漿、大豆堅果油、大豆蛋白和大豆油，突然之間，大豆在所有食物中以濃縮形式隱藏起來了。

你從來不知道**豆類產品**有多廣泛，一般剛開始吃生酮飲食的人學會看食品內容標籤時，都會非常驚訝的發現，原來食品裡碳水化合物無處不在。相信做過過敏原檢測、對豆類過敏的人開始準備迴避豆製品時，才赫然發現，原來豆製品在食物中使用的廣泛程度，完全不遜色於精緻碳水化合物，甚至尤有過之。

攝食**大豆**會造成很多問題，因為裡頭含有非常高的凝集素、胰蛋白酶抑制劑、植酸和單寧酸，以及具有雌激素特性的異黃酮和植醇等生物活性化合物。它會被精煉並濃縮在這些食品中，這些產品都是日常必需品，而且劑量越來越接近毒藥的等級。我們看到的甲狀腺功能減退、甲狀腺腫大、睪丸激素和生育問題，甚至連促進乳腺癌都與豆類的過度攝取有關。

同樣的，**玉米製品**也是多到嚇死人，我們取其澱粉精製成糖漿，然後進一步加工、產生高果糖玉米糖漿，這就是我們大量食用的玉米版本。

玉米是我們大量傾向於植物性食物的一個很好的例子。在野外，植物部分相對稀少，因為小且含糖量低，所以大量攝取很困難。但是，我們選擇性地繁殖、基因改造和改變這些天然植物，使其成為更大、更甜、更高產量版本的非自然變體。

接下來，我們會再進一步做什麼呢？

- 我們加工和提煉它們，低劑量毒素轉化為高劑量的非自然品種。
- 我們採用由胚乳製成的玉米澱粉，並將其用作增稠劑，而它同時也是生物可分解塑膠的主要成分。
- 我們壓榨玉米胚芽來獲取油，好用來煎炸食物，甚至更進一步經過氫化，製造成人造奶油來使用。
- 我們使用玉米製作穀片、零食、沙拉醬、汽水甜味劑、口香糖、花生醬和麵粉製品。

整個世界都已經變成以植物為主的飲食，我們只是很少意識到這一點，這就是營養混亂的原因所在。有些人吃原型植物性飲食，吃未精製

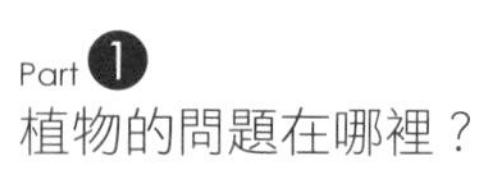

的、最低限度加工的植物性食物，這還遠遠勝於世界上大多數正在吃精製和加工版本的飲食。

這中間其實存在著一個比較級的問題，原型食物的素食者因為沒有精製的問題，但這並不代表素食能使其健康，它只是不那麼不健康而已。

這也是為什麼如果有人從標準美國飲食（SAD）轉為素食全食物飲食會感覺有所改善的原因，因為他們不吃最後一秒影響最大的那些食物。

這世界並不是那麼的單純，健康科學無法免於受商人利益動機影響和政府機構因政治性的選擇，所以即使是從主流官方出來的資料，也並非完全可信。

有個經典的例子是，早期美國政府還一直鼓吹抽菸對健康是有益的，有心稍微查一下都查得到，可見政府與商人不會把你的健康放在第一位考量的。

從食物來源來思考你的飲食

- 350 萬年前，我們是在食物鏈的底端，我們依靠搜集食物為主，像是樹葉、水果、昆蟲、蔬菜等，但要是有機會撿到大型狩獵者吃剩的腐肉，我們還是會吃，因為就算是腐肉，其營養價值依然勝過上面那幾種來源，也正因為如此，所以我們的胃酸比起其他動物要強上很多。
- 動物身上最有營養價值的是內臟、血、脂肪，最後才是肌肉，所以當狩獵者獵捕動物後，都會從這些部分開始吃，最後才吃肌肉，因此當時的人類最多也只能撿到肌肉，沒有機會吃到其他的地方，而且撿到的份量一定是少的。

- 大約 200 萬年前，我們學會如何狩獵動物，不再依靠那些其他動物吃剩的肉，而是能完整的吃到整隻動物，從頭到尾的吃，這充足的營養讓我們的大腦發展到成為食物鏈頂端的存在，也就是成為現在的人類，你應該不會將過去腦容量很小的人類當成是自己的同類吧？
- 一個很簡單的邏輯，你因為肉食而發展出大腦與體格，但會不會因為回到吃樹葉、昆蟲、水果、蔬菜的狀態而退化回去？從農業革命開始，人類的大腦與身高已經萎縮了 10%這點就可以知道答案，尤其是農業革命到現在，也不過 1 萬 5000 年的時間而已。
- 你現在看到的蔬菜與水果，幾乎沒有任何一樣與以前的蔬菜、水果相同，所以，即使你認為你吃的是天然的食物，但實際上，它其實非常不天然，而且天然也不代表它對你有幫助或無害，相對的，人工也不代表不好。
- 你或許不會在一些比較沒有接受現代先進國家教育的地方，看到當地人會害怕吃內臟、大腦、頭、眼睛、血，只能接受看不出動物樣子的肉等情形。因此，害怕或無法接受這樣吃，非常有可能是被教育出來的。是誰教育的？為什麼要這樣教育？這樣教育對我們來說是好的嗎？
- 「人道管理屠宰」這個問題一直很有爭議，我也不打算告訴你要怎麼去思考這個問題，但我可以提供你一些現實的情況與邏輯。

像是學生提到去某佛教團體設立的醫院，那邊醫院的醫生會提倡吃素，並告知你吃肉是殘忍或殺生什麼的。歡迎來到現實世界思考一下，醫生開的藥有什麼藥是沒有經過動物實驗的？包括那些每次看到動物實驗就開始高喊人類殘忍、不要再拿動物進行實驗的人，大家生病是都不吃藥的嗎？當然也包括一邊罵得很高興，一邊擦口紅擦得很高興的那些人。

其次，為何對動物這樣算殘忍，對植物就不算？因為它們長得不可愛？不會叫？即使科學早就驗證出植物也是有感受的？什麼時候輪到我們來替生命決定貴賤，或是誰可殺、誰不可殺？

對，包括那些養寵物，然後一直干涉別人什麼可以吃、什麼不行的人。

因為你養了某個物種或喜歡某個物種，所以那個物種就不能殺、不能吃？今天要是以一樣的標準，大家各自養一種，是不是大家以後吸空氣喝水就好？

如果今天要全面人道，並改善養殖與屠宰過程，那當然好啊，可是隨之而來的是什麼？

成本啊！

當這些食物價格暴增的時候、物價上漲的時候，你是不是也是跟著抱怨，說活下去好難、吃真正的食物好貴、薪水根本不夠用的那群人之一？

這些都很值得我們好好思考，不是嗎？

人類飲食以肉類為基礎的證據

那麼，有沒有人類是偏肉食的證據呢？

其實我們從演化還有一些研究來看就能得出結果，就我自己看過的資料，如果以百分比來計算的話，在人類馴化植物之前，我們吃碳水化合物的比例，即便以最極端的例子來算，就算撐死了，大概也是15%而已。

這15%還是在不得已的情況下我們才會吃，相較之下，人類在植物與腐肉之間，還是會選擇後者，這以消化器官來看就能知道，畢竟人類發展出這麼酸的胃來殺菌，還有能處理大量脂肪的膽汁。

也有人會認為，以人類這麼孱弱的身體，我們應該會選擇最安全的獲取食物方式——挖挖塊莖，摘摘水果，甚至撿個穀物，吃吃樹葉之類的應該會比較合理吧？

但是人類的發展可能跟你想的不一樣，在大腦發展起來之後，人類絕對是屬於頂級狩獵者的一群。

先不談你得吃多少塊莖，以及那些沒有被改良過、又小、又少、又難吃的水果，還有熱量極其低下的葉菜，才能提供你足夠的營養與熱量，而且**你也沒有草食性動物的消化系統，能將這些營養轉化為我們需要的必需營養啊！**

其次，在人類的腦部發展起來之後，狩獵可說是非常簡單且輕鬆的事情。

與你相同，在我還沒接觸這些研究與資料之前，我也以為人類狩獵大概就跟打仗一樣悲壯，每次女人送男人出門之後，老公今天回不回得來完全不知道。可能今天出門，經過一場與大型生物的一番血戰，回來的是一群疲憊不堪、傷痕累累、死傷慘重的戰士與獵物。

但事實上，在化石考古研究中，人類其實已發展出各式各樣的武器與戰術——由於人類從四足改成兩足、毛髮褪去、發展出大量的汗腺，而且有著優異的耐力、散熱，加上人數優勢、武器優勢、戰術優勢，所以我們只要驚嚇與驅趕這些大型獵物，接著再不急不緩的讓這些獵物無法休息，很快的，牠們就會在這種戰術下運動到熱衰竭，然後就任人類宰割了。

這也能從當時大型動物的急遽減少得到證實。

所以你可以思考看看，換成是你，如果有可以到河邊拿矛叉魚、海邊撿海鮮、出發狩獵回來吃烤肉的選項，你還會不會去吃那些樹葉、塊莖、難吃的水果？

你可以認真的思考，當這些食物沒有改良過品質，你只有生吃、水煮、火烤的選項時，這該有多難吃？

這還不考慮到很多植物吃完後會讓你中毒或拉肚子，而且依照當時的醫療技術，你絕對不會想要面對。

至於動物性食材，你要吃到食物中毒，相對來說是非常困難的吧。所以，在有選擇的情況下，你會選擇哪一種，其實非常好理解，不是嗎？

即使在今天，沒有受過野外求生訓練的你，一旦突然遇難，在沒有任何醫療後勤補給的情況下，你會選擇在海邊與河邊找海鮮、製作武器與陷阱去欺負小動物，還是你會賭哪些植物可以吃、因此蒐集這些植物來吃？

除此之外，吃前者與後者你中毒的機會又分別有多少？我相信稍微有點腦子的人都能很快做出選擇。

即便不談中毒，只談在烹飪與調味條件極其受限的情況下，從兩者各自製作出來的美味來看，反而更容易分出勝負，不是嗎？甚至有很多肉類，其實只要夠新鮮、清潔乾淨，即使是生吃也能有很好的味道。

以人類構造來看也是這樣。很多人抱怨過，為何動物即使不鍛鍊，也能有一身強壯的肌肉與力量，甚至不鍛鍊也不會退化，而人類只要稍微不運動，肌肉就會很快退化。這也是我們發展出這樣的大腦的代價，我們的大腦耗能非常之大，大約佔 20%的能量消化，與肌肉幾乎相同。

隨著大腦發展，我們開發出越來越多不需要依靠力量與體能的生活方式，大腦與肌肉的能量使用優先等級是非常明確的，我們可以不需要太強壯的肌肉，但大腦的耗能卻不能少，而兩者皆為能量使用大戶，所以在可以節能的情況下，我們一定是朝肌肉下去縮減。

在沒有馴化植物之前，要完全依靠植物來供給人類充足的能量來源是一件很不現實的事，看看未加工前的植物所能提供的熱量就知道了，而這也是為什麼現在主流要大家多吃生菜沙拉與蔬菜來製造「熱量赤字」（指攝取的卡路里少於一天的消耗量〔每日總熱量需求 TDEE〕，也就是少於維持當天體重所需的卡路里）的原因。

熱量赤字在以前的年代是很致命的，那個時候食物可不是隨手可得，我們甚至沒有保存食物的技術，因此那時還巴不得能在身上多存放點脂肪，以防備什麼時候突然來個食物短缺，才不會出現同類相殘的悲劇。

所以綜上所述，你應該可以理解，如果不是不得已，我想如果植物沒有經過「加工調味」，而且你是有選擇性的，恐怕人類幾乎是不會去碰植物的，而是會採取全肉食的飲食方式。

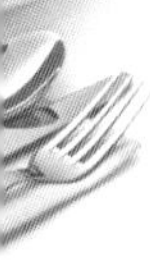

一切都是因為天擇

可是原始人依照研究也不是全吃肉食啊，這是不是說明其實人類應該是雜食性動物、而不是草食或肉食性動物？這其實牽涉到天擇演化的問題，而不僅僅是該物種適應或喜好的問題，舉個例子來說好了，其實植物是一種在營養價值上非常沒有效率的食物，即便是能夠處理植物毒素的草食性動物，對牠們來說也是一樣的。

草食性恐龍之所以要演化成這麼長的脖子，就是因為移動身體所花費的熱量太過龐大，所以很長的脖子可以讓牠們很有效率的不用移動身體，便能大範圍的攝食附近的植物。

儘管如此，牠們還是得花上將近整天的時間不斷進食，才能維持生命所需的熱量。

又如貓熊，一般人很少知道貓熊其實是肉食性動物，牠們吃竹子只不過是被逼出來的演化結果，為了避免與人類爭鋒而跑到高海拔的地方生活。然而，竹子並沒有為貓熊帶來太多的熱量跟營養，所以貓熊變成了平常行動遲緩的樣子來避免能量消耗。

但是，貓熊雖然不主動獵捕動物，如果你餵牠吃肉牠也會吃；當貓熊懷孕時，貓熊也會主動尋找腐肉進食。

草食性恐龍也是一樣。根據研究，草食性動物並沒有那麼嚴謹的一直吃植物，當季節變換時，因為植物短缺的緣故，所以草食性恐龍也會吃甲殼綱的生物來維持生命。

人類也是一樣的情況。人類偏好肉類，肉類對人類來說是營養價值最高的食物，但肉類的供給並非這麼充足，在沒有優等食物的情況下，才會逼不得已以次等食物來維持生命。

這邊的重點是，人類是渴望吃肉的，而且將其當成第一順位：只要有肉吃，人類不會去吃次等的植物類食物，而這在古人類的飲食裡也可以發現——有全吃肉的，有吃肉也吃植物的，但沒有全吃植物的，原因就在於環境因素，這點與其他動物是一樣的。

遠古就只吃肉的古人類對於植物的耐受力特別差，所以有尼安德塔人（Neanderthal）基因的人，吃全肉食時其身體的改善狀態就特別明顯。然而，即使是擁有南方古人類基因的人，也只是對植物耐受力比較強而已，活得下去跟活得很強壯是兩件事。

肯恩・貝里醫生（Dr. Ken Berry）說他因為擁有尼安德塔人基因，所以生酮讓他的胃食道逆流好了八成，全肉食之後就可以達到完全忘了上一次發作是什麼時候的效果。即使他的夫人平常都是吃偏素食的生酮飲食，也在吃了 80 ～ 85％肉食基礎的生酮後，不僅腦袋運轉大幅增加，腦袋裡的點子想法也源源不絕。

貝里醫生認為，以肉食為基礎的生酮，其所帶來的營養素是其次，杜絕植物的攝取才是真正的關鍵，我自己的看法也是這樣。一味的去看古人類吃了什麼其實不夠客觀，還要了解他們為什麼要這樣吃，將環境因素都考慮進去才能比較客觀的看待事情原貌。

Chapter3

蔬果真的那麼營養嗎？

人類究竟是肉食性、草食性還是雜食性？

這個疑問正反方都提出了相當多的研究及證據來佐證自己的說法，公說公有理，婆說婆有理，但我個人支持的是——**人類是偏肉食性動物**。

如我之前所說，觀察小孩子可以發現，幾乎沒有小孩子不愛吃肉的，但是不愛吃蔬菜的比例卻是非常高，你看過牛不愛吃草、獅子不愛吃肉的嗎？每一種動物都是依據天性本能選擇食物啊！

其次，我觀察了很多人的過敏原，幾乎都是來自植物，動物類的比例相對要低上很多，而動物類的過敏來源幾乎都是奶蛋、蝦蟹、鰻魚居多，紅肉類少到驚人。

其三，我想所有人都能認同一件事——我們把肉類當成高級食物、能讓人強壯的食物。每逢節慶，我們做的事情是殺雞宰羊，而非蔬菜大餐。

其四，以進化的論點來看，單單從植物而來的能量供給，實不足以讓我們發展出這樣的大腦，有的學者提出我們的基因與黑猩猩有 98.5%的相似度，所以我們理當要跟黑猩猩一樣以植物為主食，但倫敦大學的研究說明了這個研究是有問題的，人類與黑猩猩至少存在著 15%的基因差異，研究報告如下：https://reurl.cc/6ENOxr。

其五，現代人類之所以吃蔬菜或素食，幾乎都不是從本能而來，而是從教育而來。

所以，我支持在天擇演化之下，人類是以肉類為主食，在不得已的情況下才會選擇以植物來渡過食物獲取困難的這段時間，人類即使不是肉食性動物，也會是演化成偏肉食性的種族。

基因越是偏向以全肉食為主的古人類，其對植物的耐受力就越差，因此吃越多植物身體就越差、拿掉越多植物身體就越好，即使是南方人屬，擁有對於植物耐受力較強的基因，也只是耐受力較強而已——只要拿掉植物，一樣能感受到身體的狀況好上許多。

蔬果真的好營養？

一直以來，我們被灌輸的觀念是「蔬菜水果要多吃，因為蔬果超營養」、「只有吃肉是不健康的」，但是根據在哪裡呢？

微量營養素

我們每一次提到「蔬果很健康」，都是基於蔬果有很多的微量營養素

（肉類則是有萬惡的飽和脂肪），沒錯吧？所謂的**「微量營養素」就是維生素跟礦物質**，那我們就好好的來看看動植物的微量營養素。

首先來做一些基本的功課。

維生素

維生素是在植物和動物中發現的有機化合物，因為它們是化合物，所以可以被熱和酸等物質分解。它們比礦物質更「脆弱」，因此光是烹飪、儲存，甚至是空氣暴露，都可以使它們失去活性。

在我們的飲食中，總共需要 13 種必需維生素：

- 維生素 A
- 維生素 B（有 8 種維生素的 B 群）
- 維生素 C
- 維生素 D
- 維生素 E
- 維生素 K

這些維生素中有 4 種是脂溶性維生素，另外 9 種（維生素 C 和維生素 B 群）是水溶性維生素。認識這一點很重要，因為脂溶性維生素會儲存在身體組織中——主要是脂肪組織和肝臟。長時間攝取太多會導致維生素過多症；缺乏脂溶性維生素也可能發生身體機能停擺，特別是脂肪攝入不足或缺乏維生素的飲食。

相反的，水溶性維生素 B 和 C 不會儲存在體內，如果攝取超過需要的量，多餘的會被排出體外。然而，與可以儲存的脂溶性維生素不同，維生素 B 和 C 必須在飲食中不斷補充。

礦物質

礦物質是植物和動物食品中都含有的無機元素。作為元素，它們具有化學結構，不像維生素那樣會被分解。

人體總共需要 16 種必需礦物質：

鈣	磷	鉀	硫	鈉	氯
鎂	鐵	鋅	銅	錳	碘
硒	鉬	鉻	氟		

這些礦物質基本上在身體的每個功能中都起到重要的作用，它們有助於調節血壓和體液平衡，維持肌肉和神經細胞的正常運作，提供氧氣並促進細胞生長和複製。與維生素一樣，如果攝取不足或過量，可能會出現礦物質缺乏或毒性累積等情況。

微量營養素濃度

植物性食物不僅難以吸收，而且往往擁有的「重要元素」較少量，例如：與動物性食物相比，許多植物性食物的碘和鋅含量較低。

在比較植物與動物的維生素和礦物質時，我們必須牢記：

- 食物來源中所提供的密度／數量
- 特定形式的微量營養素之生物利用度
- 反營養素（會進一步抑制可用性）

動物性食物具有一切我們所需要的微量營養素，相較之下，植物性食物中其實不存在以下 3 種維生素：

- 維生素 B_{12}
- 維生素 D_3
- 維生素 K_2

對於製作我們的 DNA、RNA 和紅血球來說，維生素 B_{12} 非常重要。缺乏維生素 B_{12} 會導致疲倦和虛弱，它可能導致巨幼紅細胞性貧血，並且破壞神經系統。

除此之外，缺乏維生素 B_{12} 的人還會遇到許多問題，包括平衡、抑鬱、精神錯亂和失智症。

即使擁有一樣的營養成分，我們還是需要再多注意一件事，那就是該營養的吸收利用率。

- **維生素 A：**動物性食物的生物利用度約為植物性食物的 20 倍。事實上，植物性食物不含任何維生素 A，它們含有的類胡蘿蔔素，必須再次轉化，才能成為維生素 A。
- **維生素 B：**動物性食物是維生素 B 群的最佳來源；維生素 B_{12} 專門出現在動物性食品中。
- **維生素 C：**植物性食物是維生素 C 的最佳來源；動物性食物只含有很少的維生素 C 成分。

- **維生素 D：**植物不含維生素 D_3。植物含有維生素 D_2，而我們的身體可以將 D_2 轉換為 D_3，一樣多了一個需要轉化的過程。
- **維生素 E：**植物性食物含有較高濃度的維生素 E。因為植物性的飲食需要額外的維生素 E，以防止多元不飽和脂肪酸的氧化。
- **維生素 K：**植物和動物性食品都有 K_1，但植物沒有 K_2，K_2 對人類生命非常重要。

  K_2 也有多種形式，人體需要的基本種類是 MK-4，它僅存在於動物性食品中。人體可以將一些 K_1 轉換為 MK-4，但通常不足以滿足需求。

其中維生素 C 應該是我們最為擔憂的事情吧，因為我們一直被教育缺乏維生素 C 可能會有得壞血病的疑慮存在。

維生素 C 是一種強力的抗氧化劑，若與維生素 E 搭配在一起，它可以減少脂質氧化；它也是許多酶促反應的輔助因子——包括製造膠原蛋白和肉鹼的反應。

維生素 C 是膠原蛋白合成中必不可少的元素。許多動物可以用葡萄糖合成維生素 C，但人類以及像猴子和猿這樣的靈長類動物大約在 6 千萬年前就失去了這種能力——人體缺乏從葡萄糖合成維生素 C 最後一步所需的酶。

因此，維生素 C 不足可能造成疲勞、虛弱、牙齦疾病、傷口癒合不良、因感染或出血而死亡。

然而，生命就是這麼奇妙，演化讓我們失去了這種能力，卻也演化出新的機制，在人類的進化史中，我們也同時喪失了分解尿酸的能力——合成維生素 C 的能力喪失與分解尿酸的能力喪失之間，其實存在著極高的關聯性。

尿酸是人體一種主要的抗氧化劑，比維生素 C 更強力，失去分解尿酸的能力導致靈長類動物有著更高水平的尿酸。這些高水平的尿酸被認為可以用來解釋為何猿類有相對較長的壽命，因為尿酸完全可以接管維生素 C 的許多抗氧化功能。

纖維

植物含有一種動物性食物所沒有的巨量營養素——纖維，有些人認為這就是植物性食物之所以是人體必須攝取的原因。但這裡與一般看法正好相反，**人類其實不需要纖維，而且高纖通常對人體有害。**

例如，許多植物性的食物含有不溶性纖維，它可與鎂結合。因此，纖維起到了反營養素的作用，防止營養吸收。

由此可見，為了營養需求而必定要攝取植物的觀念恐怕得改一改了。

蛋白質

大多數植物性食物是不完整的蛋白質，這意味著必須將各種基於植物來源的食物結合起來，以獲得所需的所有胺基酸。通常這會讓情況更加惡化，因為這些蛋白質主要存在於植物種子中，它們通常含有最高濃度的反營養素和植物化學物質，可以損害人體健康。

然而，動物來源的蛋白質是完整的蛋白質。

脂肪

植物和動物的脂肪含量也大不相同。EPA 和 DHA 是在植物中未發現的必需脂肪酸。此外，有證據表明 Omega3 脂肪酸與 Omega6 脂肪酸的理想比例應為 1：1 左右，但植物油中促炎性 Omega6 脂肪酸的比例卻大大超過這種理想比例。

另外，以自然飲食所飼養的動物，其比例通常接近 1：1；以不自然飲食所飼養的動物會使 Omega6 脂肪酸的比例較高。

碳水化合物

動物性食物的天然碳水化合物含量較低，你可以在內臟、肉中得到一些碳水化合物，在乳製品中得到一些乳糖，但在大多數情況下，動物性食物的碳水化合物含量很低，而植物性食物富含碳水化合物。

基於高胰島素血症幾乎是所有現代慢性疾病基礎的這個事實，人體可能不是設計來處理高劑量碳水化合物，這正是因為農業革命而發生的事，並透過工業革命加劇了這種情況——工業革命為我們帶來加工精製的碳水化合物。我們有必需胺基酸、必需脂肪酸，但沒有必需碳水化合物，**人類其實不需要吃碳水化合物**。事實上，透過進化來觀察人體的生理機制，會發現人體實際上的飲食設計。

葡萄糖其實還會影響微量營養素的吸收。例如，葡萄糖和維生素 C 在分子上看起來非常相似，而且它們會彼此競爭吸收。當攝取的葡萄糖越少，人體所需的維生素 C 就越少，並且不只有維生素 C，葡萄糖也會降低血鉀濃度；另外，葡萄糖越少，鎂的含量越高。

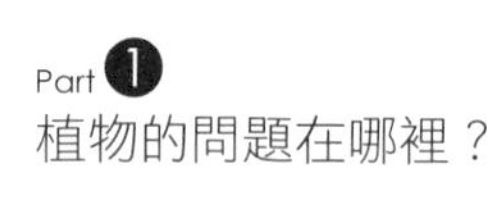

因此，我們可以看到，一個人的飲食中若缺乏碳水化合物，便會改變微量營養素的需求。維生素 B_1 是一個很好的例子，「燃燒碳水化合物」所需要的維生素 B_1 是「燃燒脂肪」的 2 倍。

葡萄糖一抗壞血酸拮抗作用理論（GAA 理論）

當我們研究能製造維生素 C 供自己使用的動物時，我們發現——當碳水化合物的攝取變低時，它們會減少製造維生素 C。

動物吃的碳水化合物／葡萄糖越多，需要攝取的維生素 C 就越多，它的內源性（指人體內部因素所產生或引起的疾病、物質等）也就越多。這證明了在葡萄糖的新陳代謝中需要更多的維生素 C，同時也說明了在低碳水化合物攝取量的條件下，動物對維生素 C 的需求可能會減少。

這完全合乎邏輯。葡萄糖和維生素 C 看起來非常相似，不僅分子幾乎相同，他們甚至以相同的途徑被細胞吸收，因此它們在生理機制上就產生了競爭關係，而獲勝的永遠是葡萄糖。

這就是為什麼**喝柳橙汁補充維生素 C 其實沒有意義**。雖然柳橙汁含有大量的維生素 C，但裡頭的含糖量同時也高，這使得維生素 C 很難被細胞吸收，因為進入細胞的永遠都是葡萄糖優先。

這也是為什麼患有高血糖的糖尿病患者具有與壞血病驚人相似症狀的原因。它們同樣是來自維生素 C 缺乏的結果，即使它們可能從他們的飲食或補充劑中獲得「足夠」的攝取量，葡萄糖依舊會阻斷維生素 C。

如果在沒有攝取碳水化合物的情況下，動物需要的維生素 C 就會變很少，因為它不必與葡萄糖競爭進入細胞。

即使在高碳水化合物飲食的情況下，預防壞血病的維生素 C 所需的量僅為 10 毫克／天，在低／無碳水化合物飲食中，需要的就更少了。

所以，以肉類為基礎的飲食，其消耗維生素 C 的量可能遠低於以水果和蔬菜為基礎的植物性飲食，前者對維生素 C 的需求較低，生物利用度也較高。

那麼抗氧化特性呢？我們肯定需要它的抗氧化特性，對吧？還真的不用。

內源性合成的尿酸和穀胱甘肽（天然人體抗氧化劑）功能更強大，可以承擔維生素 C 的大部分作用。此外，在低碳水化合物飲食中，這些作用也得到了提升。

我們失去了製造維生素 C 的能力，但也相對提升了更強大的抗氧化劑的功能——尿酸與穀胱甘肽。

所以，人類需要維生素 C 嗎？

我們還是需要的，但需要多少完全取決於一個人的飲食環境。如果你吃高碳水化合物飲食，那麼你需要更多的維生素 C 來與這些碳水化合物競爭吸收。

與主流的看法不同，肉類確實含有維生素 C，在以肉食為基礎的飲食與低／無碳水化合物飲食的情況下，實際上，我們只需要非常少的維生素 C 來預防壞血病。

再來談談礦物質。

雖然植物和動物食物中都含有所有必需的礦物質，但從動植物而來的微量營養素吸收則有明顯的差異。動物性食物的營養素具有更高的生物利用度，相較於植物性食物天生含有「反營養素」的事實，阻礙更少。

拿掉蔬菜會發生什麼事？

事實上，我不認為生酮飲食能治癒什麼疾病（癲癇例外），我覺得生

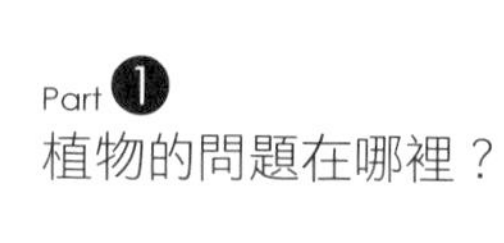

酮飲食只是讓身體功能恢復正常的一種飲食，所以拿掉蔬菜只是讓植物毒素不再破壞身體，讓身體有時間可以自我修復。

根據觀察，會有以下症狀的好轉反應回饋：

- 減重和減脂困難
- 腦霧和專注問題（ADD / ADHD）
- 體力低落和崩壞
- 疲勞和慢性疲勞症候群
- 睡眠問題（失眠、打鼾、呼吸暫停）
- 關節疼痛
- 皮膚（牛皮癬、濕疹、酒糟鼻、痤瘡）
- 神經系統問題
- 消化（火燒心／胃食道逆流、腸躁症、克隆氏症、結腸炎）
- 賀爾蒙失衡
- 低睪酮和低性慾
- 飲食失調和食物成癮
- 全身炎症反應症候群（Systemic inflammatory response syndrome, SIRS）
- 黴菌病
- 焦慮和恐慌發作
- 心理健康、抑鬱、情緒波動、躁鬱
- 生殖健康（生育）

- 心血管健康（高血壓）
- 自體免疫疾病（關節炎、哮喘、多發性硬化症、萊姆病）
- 偏頭痛和頭痛
- 組織胺不耐受
- 強迫症

改變飲食的腸道體感

由於纖維對身體的好壞一直有雙方正反的論述與研究，所以我之前也做了不少實驗來體驗腸道的感覺，畢竟研究最終都只是參考，實際實驗後的自我體感會是一個比較直觀的結果。

我用了精緻碳水化合物（避免脂肪、纖維與蛋白質）、蔬菜（使用清蒸的方式，避免蛋白質、脂肪與碳水化合物的干擾）、蛋白質（只有蛋白質與脂肪）下去比對排便的感受。

精緻碳水化合物的排便比較黏，容易有殘便與排不乾淨的感覺。

蛋白質沒有任何異狀，同時也沒有難以排便的問題。

纖維則是非常的特殊，太多纖維不但造成難以排便的便秘感，而且腸胃確實有被刮傷的疼痛感。

這三項實驗都在水分確保充足的情況下進行，也是纖維是否對腸道確實有益或甚至有害的實驗，各位有興趣的話不妨一試，就能判斷纖維是否真的是人體不可或缺的元素。

所以以後再也不能吃植物了嗎？

其實也不是這樣，植物的問題有兩種，一種是原始天生的，一種是經由人類加工提純的。現在的科技非常發達，雖然我們還是無法處理所有的問題，但至少人類目前開發了許多方式來處理不少的植物。我們只要避開或少攝取那些無法處理的植物，還是能達到非常良好的結果。

最重要的是，你已經解開了一個心魔，以往我們總是為了健康擔心自己蔬果吃得不足、不夠多樣化，無法攝取到多元的營養。如今，我們知道這是沒有必要的，即使完全不攝取也不會有什麼樣的傷害，至少我們在飲食上又更自由了一步。

過去我們吃低碳飲食的人，往往會遇到這樣的問題：我每天應該吃多少蔬菜？應該吃幾樣蔬菜？需不需要額外補充營養品？因此，常常導致蔬菜吃到建議的量後，蛋白質就吃不下了，或者蛋白質吃夠了，蔬菜卻又吃不下的窘境。

以往擔心吃不夠蔬菜會導致便秘，即使油脂充足，依然會遇到便秘的問題，吃了更多的纖維之後也沒有改善，甚至更加惡化——現在你知道高纖也是造成便秘的原因之一了，所以實在沒有必要再刻意為了順暢排便而大量吃蔬菜。相反的，你只要一開始就避開過敏原，使用在允許範圍內的植物，以能夠去除植物毒性的方式處理之後，就能攝取這些允許範圍內的植物，讓自己的飲食變化更多元、更美味。

畢竟，健康的飲食必須在身體與心理找出一個平衡點，無法吃得開心快樂的飲食是無法長久的，因為那就是一種失敗的飲食，除非你今天的飲食是短期內要達成某項目標，例如因應疾病相關或快速改變體態，在那些情況下自然另當別論。

草食性動物？

可以在 Youtube 搜尋這個影片「Vegan? Even Herbivores eat MEAT!」。
先提醒一下，這影片裡面有很多動物吃動物的鏡頭，當然不會是烹調好的那種吃，如果你是長久以來被迪士尼洗腦——獅子能跟山豬當好朋友的那種，那你就要斟酌觀看。
動物吃動物一點都不奇怪，但這影片裡的動物吃動物可能會讓你覺得很奇怪。猴子吃猴子、猴子吃雞、馬吃小雞、馬吃魚、鹿吃鳥、鹿吃魚、牛吃雞（而且是超多隻）、松鼠吃老鼠、松鼠吃鳥等。
這些我們印象中的草食動物居然開葷了？說好的腸道系統不適合呢？
別說你驚呆了，科學家也驚呆了。於是，科學家就做了實驗，發現這些「草食動物」並不是偶爾吃肉，只要在有條件的供給下，牠們會一直持續吃肉，並優先於吃草、水果與昆蟲。
由此可見，草食動物並不是想要吃素，草食動物是因為有大機率打架都是涼掉的那一方，所以只好欺負不能動的植物。但是，只要出現動物屍體、體積比較小的幼兒、打得贏的那種，牠們也會毫不猶豫選擇吃肉。
這也說明了植物非但具有植物毒素，它就是營養價值低下、不得已選擇下的選擇，根本不存在比較健康這回事。
如果草食動物會講話，那大概就是：你才愛吃草！你全家都愛吃草！我是不得已，你還以為我喜歡啊？
然而，又有多少養兔子跟鼠類的人會改給牠們吃肉，甚至是生肉呢？

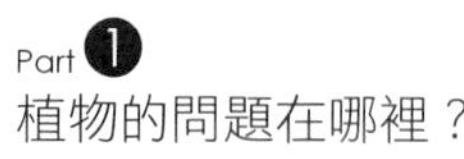

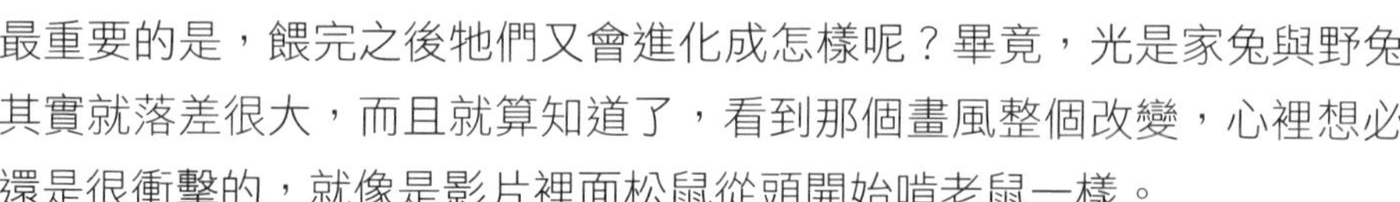

最重要的是，餵完之後牠們又會進化成怎樣呢？畢竟，光是家兔與野兔其實就落差很大，而且就算知道了，看到那個畫風整個改變，心裡想必還是很衝擊的，就像是影片裡面松鼠從頭開始啃老鼠一樣。

這樣你再思考「爭論人類是食肉還是草食生物」這件事，是不是打從一開始就是錯誤的出發點？

非常貼近現實，你拳頭多大就是能替自己爭到什麼等級的食物，吃肉是因為夠強，而且這是一種善循環，人類因為開始吃肉，大腦與體型才飛速發展；又因為農業革命，大腦與體格都萎縮了 10%。

強者永遠都是得到最多各種資源的那一方，不管你爽不爽都一樣，但如果你現在是吃得上肉的強者，卻因為錯誤的認知而跑去吃營養價值低下的食材，你說這冤不冤啊？

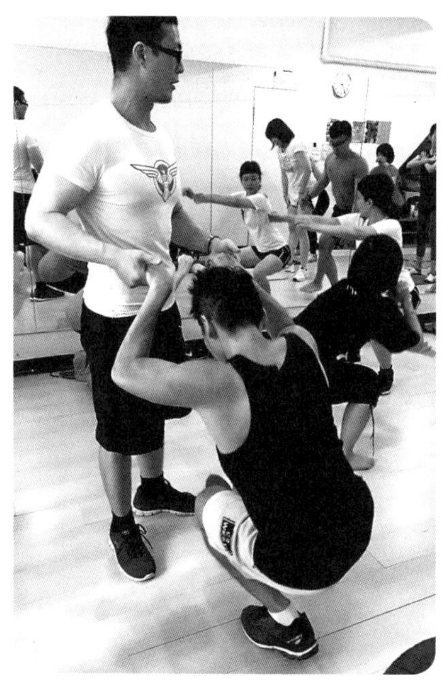

Part

2

肉食生酮大進擊

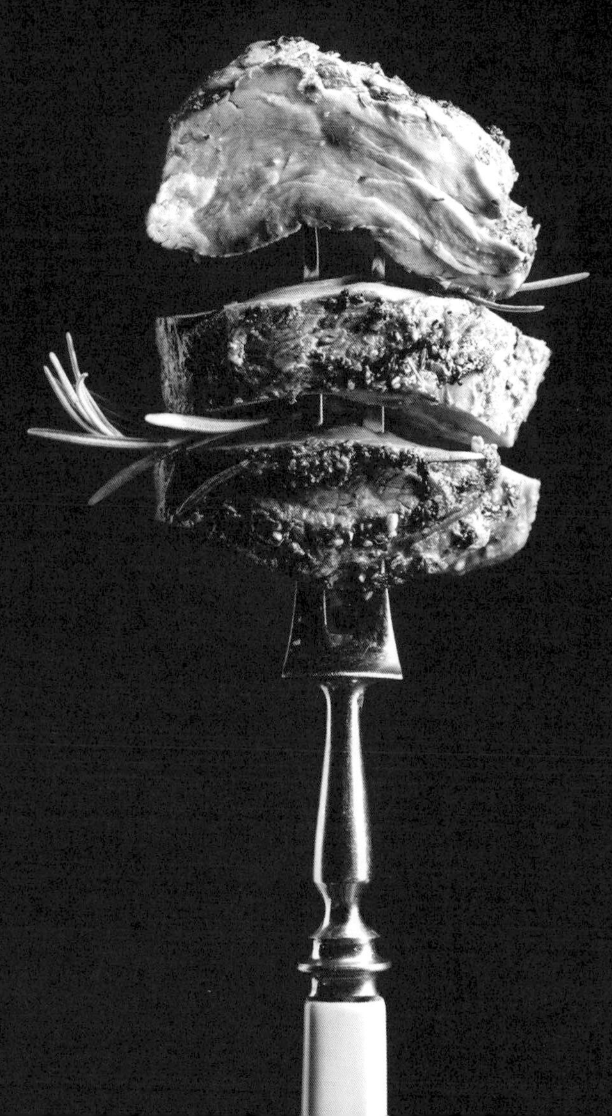

Chapter4

你聽過「全肉食飲食法」嗎？

全肉食飲食法（Carnivore Diet）顧名思義就是一種「所有食物攝取來源都是動物性來源」的飲食法，只有肉，不允許任何植物性的食物，也就是說——沒有蔬菜，也沒有水果。

在生酮飲食依然被視為是極端飲食的現代，全肉食飲食法無疑是引起更多爭議的飲食法，尤其是在我們一直以來都被告知肉吃多不好、動物性脂肪吃多不好、多吃蔬果多健康的現代。

全肉食飲食法是一種幾近零碳水化合物攝取的飲食，操作起來也非常簡單，就是水、肉、鹽，如此而已。不限份量，不限餐數，餓了就吃，吃到飽為止，主要是以牛肉為主。雖然全肉食目前在世界上使用的人數比例不高，但依然分出了很多看法與派別，甚至有提倡吃生肉與生內臟的。

然而，我個人認為全肉食是一種很難、也未必對每一個人都有必要的飲食方式，**一種飲食法如果難以實行與推廣，那麼對我來說，這就是一種失敗的飲食法，這也是為什麼我選擇肉食生酮飲食法而不是全肉食飲食法**

的原因。但是，**全肉食在肉食生酮裡可以起到前置適應期排除法的作用**，所以還是相當有用的，每一個人也可以依照自己的需求，下去調整未來使用肉食生酮的作法。

全肉食為何可行？

與其他飲食比較起來，即使是生酮飲食，全肉食也算是極端的飲食了，你甚至連酪梨與堅果都不能吃，想當然耳，這會踩到很多提倡沒有植物就沒有健康，或是植物比較健康的人的地雷。

肖恩・貝克（Shawn Baker）醫生已經提倡全肉食十年了，且直至今日，已經有數不清的人分享了他們如何透過只吃肉改善健康的過程，成功治癒了抑鬱症、各種腸道問題、類風濕等關節疾病、自體免疫疾病、成功減肥、皮膚改善。

所以，我們要從以下這三點來看：

1. 營養是否充足？
2. 沒有纖維會如何？
3. 為何減少植物反而有幫助？

全肉食其實營養比較充足

首先，一聽到全肉食，我們最先想到的就是會不會得到壞血病，或是

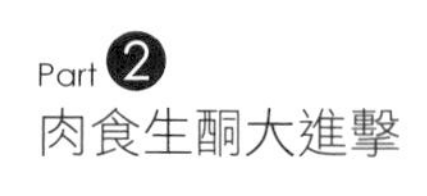

微量營養素攝取不均或不足。1960 年，維爾哈穆爾．史蒂芬森（Vilhjalmur Stefansson）在《大地之脂》裡描述了他從 1910 年開始跟因紐特人居住的經歷。他指出，如果肉需要添加碳水化合物或植物才能讓它變成健康的食物，那麼因紐特人就是最悲慘的族群，但依照觀察，他們似乎可以算是最健康的人——因紐特人完全沒有壞血病，除了少數替白人工作，並吃了西式飲食的人之外。

在某些動物部位，像是肝臟，裡頭其實就含有維生素 C，你也可以選擇吃些大腦、腎上腺和脊髓，但全肉食的人即使沒有吃這些部位，也沒有壞血病的問題。

伯奇與丹恩（Birch and Dann）在 1953 年發現，即便是骨骼、心臟和動物的肌肉，裡頭其實都含有維生素 C。

但這樣的量足夠嗎？

有一個情況是被忽略的，**在全肉食的情況下，你的身體運作方式是不同的：**葡萄糖與維生素 C 的結構相似，所以他們會競爭進入葡萄糖載體蛋白，而葡萄糖過多就會抑制身體吸收、運輸維生素 C，也就是說——葡萄糖越多，你就需要越多的 C 才能起作用；葡萄糖越少，僅需少量的 C 就能有效完成工作。

葡萄糖會加速消耗其他營養素，所以近乎於零碳水化合物的全肉食，可以非常均衡、有效率的利用這些維生素。一篇研究報告針對 50 個使用原型食物全肉食的人進行實驗，發現僅 1 人除外，其他人都擁有足夠的鎂元素，毋須額外再補充。

根據研究，有 50％的美國人缺鎂，所以這一項研究結果就顯得特別重要，研究也發現，葡萄糖越低，人的鎂含量就表現得越好，而葡萄糖同樣也會降低鉀含量，所以全肉食也可以保持良好的鉀含量。

不溶性纖維可以與鎂結合，而全肉食沒有纖維，反而能讓身體的鎂更充足；只要 70 公克的鮭魚或 2 茶匙魚肝油，便很容易有足夠的維生素 E 和 D，並增強維生素 A。

相較於使用脂肪，使用碳水化合物需要消耗的 B_1 是它的 2 倍，所以採用全肉食的人對於 B_1 的需求也會大大降低。

高纖維其實會讓人類的便秘惡化

那麼你會不會因為全肉食而產生便秘呢？畢竟目前主流的共識是「沒有纖維就容易產生便秘。」

人們對於便秘是恐懼的，根據詹姆斯．霍頓（James Whorton）的一篇論文，早在公元前 16 世紀便有資料指出，便秘可能會讓腸道廢棄物分解後所釋放的物質進入人體，進而導致中毒，這使得各式各樣的抗便秘產品面世。

時間來到 2011 年，一個臨床腸胃病學最佳實踐與研究的序中提到：我們對於兒童與成人的便秘生理學了解，依然處於非常無知的狀態。

一直以來，醫學建議與商品廣告主打的都是添加纖維可以讓排便更順暢，連我們的政府機構也都是這樣建議的——他們認為纖維就是答案。

保羅．馬森醫生（Dr. Paul Mason）提出了一項病例對照研究，他研究了 63 個便秘患者，比較了高纖維與低纖維飲食的差異，其中還包括了零纖維飲食（沒有蔬菜、穀物、水果與米）。

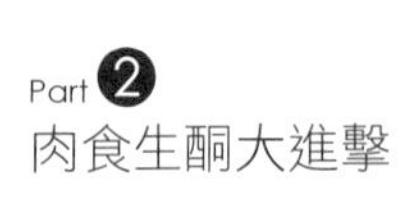

研究結果顯示，高纖維會讓便秘惡化，減少纖維則會讓情況好轉。重點是，**在零纖維飲食裡，沒有任何一個人有便秘的情況出現**。零纖維者每天排便，高纖維者平均 6.83 天排便一次。

草食型動物之所以不會因為吃了大量纖維而便秘，那是因為牠們的腸道設計不同，牠們有更大的盲腸可發酵纖維。對於某些人來說，纖維增加排便的同時，只是額外增加了你不需要也用不到的東西的量，而這其實是一種負擔。

想要了解更多，建議觀看馬森醫生的完整演講，或是閱讀康斯坦丁．莫納斯特耶斯基（Konstantin Monastyrsky）的《纖維威脅》。

你可能同時也會擔心，那我們的腸道菌呢？沒有纖維它們吃什麼？其實不用擔心，細菌有特定的生長條件，有些腸道菌喜歡氧氣、有些不喜歡，有些喜歡纖維、有些不喜歡。有一項研究顯示，因紐特人依然保持多樣化的腸道菌種，但他們的普氏棲糞桿菌多樣性確實比較少，而普氏棲糞桿菌已經證實可以改善葡萄糖代謝，所以意思就是說，他們的葡萄糖代謝能力會較差，但……他們又不吃葡萄糖，所以根本沒差。

尿酸增加主要是身體的問題

全肉食會不會引起尿酸升高，導致痛風呢？我們的尿酸有三分之二來自身體自己製造，有點像是膽固醇，剩下的三分之一才是來自飲食攝取。

尿酸不是問題，沒有代謝掉的尿酸才是問題，像是生酮飲食或全肉食或健身的高蛋白飲食都會有一樣被質疑的地方——尿酸問題，但根據研究，**吃高蛋白飲食實際上會增加尿酸的代謝，讓尿酸下降**。

吃肉、吃高蛋白並不會導致尿酸升高，更不會導致痛風，因為身體會自行調整代謝量，加速排除尿酸，因此反而會讓尿酸下降。既然凶手不是蛋白質，那會是誰呢？在全肉食飲食的人中進行觀察，即使是每天吃 1 ～ 2 公斤肉食的人，尿酸也從來沒有超過 4.1 毫克。

有非常多的文獻支持，**真正引起痛風與尿酸代謝異常的是胰島素阻抗、果糖攝取、酒精攝取、過多的碳水化合物攝取。**

胰島素上升會導致腎臟排泄尿酸不足，而這可能是尿酸過量的主要原因之一。根據研究顯示，攝取果糖所產生的化學反應之一就是尿酸升高，酒精也是一樣——有痛風症狀的人幾乎都有喝完酒就發作的經驗。

所以有很多人在執行生酮或全肉食後見尿酸升高（非過渡期），便懷疑原因是吃進去的天然蛋白質，而不是期間偷偷作弊的垃圾食物。

容易發炎的食物，像是精緻碳水化合物，它會增加體內的尿酸含量，而身體會透過減少腎臟尿酸的排泄來改善發炎，因為尿酸本身就是一種超級抗氧化物。

你也可以在平常使用檸檬汁或每日 1000 毫克的檸檬酸鉀來協助尿酸排放，尤其是已經有腎結石或生酮與斷食初期的人，如果你同時有高胰島素阻抗、高皮質醇、攝取的脂肪比例很高等情況，就有可能增加尿酸——這是身體的問題，不是飲食的問題，所以當身體的問題被校正之後，尿酸的問題也會隨之解決。

植物毒素的影響不容小覷

如果這種飲食只是去除豆類、穀物、加工品、澱粉，那麼身體變好其

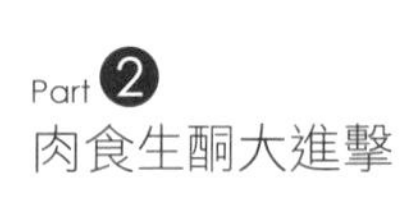

實並不意外，但為何去除我們認為健康的綠色葉菜還會變得更好呢？這得歸類於生物學的一個簡單事實：沒有任何一種生物喜歡被吃掉，也沒有任何一種生物是生來被吃的，包括植物。

當動物要被吃的時候，動物可以反擊、逃跑，甚至裝死，那植物呢？乖乖待在原地讓你吃且什麼都不做？事實上，植物的反擊從長遠來看，要比動物來得更棘手且凶猛。

植物是超級化學大師，所以植物防禦的手段就是靠植物毒素，也就是凝集素。

根據 1990 年由生物學家布魯斯・艾姆斯（Bruce N Ames）所領導的論文主題〈膳食農藥（99.99％全天然）〉，美國飲食中有 99.99％農藥都是由植物自己所製造，而這些會導致癌症的天然植物毒素廣泛存在於大部分的食品當中。

但也不用過於緊張，因為這些植物毒素一般是設計來殺死蟲子這種小生物，微量的毒素反而可能讓我們變得更加強壯，不過前提是你要處於健康的狀態下，或是你不會對這種毒素過敏或沒有抵抗力，或是你將其提純萃取、大幅提高濃度。

但是，有些植物毒素是人類也承受不起的，像是存在於穀物、堅果、豆類裡面的植酸，這會使你的礦物質與其結合再被排出，導致你營養不足——它不只是讓你難以吸收植物性的營養（這也是植物性的營養吸收利用率總是很低的原因），就連來自動物性的營養也會被其帶走。如果你把牡蠣跟黑豆一起吃，牡蠣的鋅含量大概就只剩一半有被吸收；如果是跟玉米薄餅一起吃，那你幾乎完全吸收不到鋅。

另一種毒素是草酸鹽，存在於麩皮、甜菜、大豆、藍莓、橘皮等其他東西，其中菠菜含量超級高。

根據病理學家哈舍克．霍克（Haschek Hock）和柯林．盧梭（Colin Rousseaux）的《毒理病理學手冊》，動物吃草酸鹽時（包括草酸鈣）會形成晶體，對口腔與腸道形成立即性的刺激，進而造成損傷，但如果是少量攝取就不會引起較大的損傷問題，但像素食者一樣經常大量食用，問題就會很快出現，尤其是菠菜、杏仁、腰果之類的高含量食物。如果是短時間內吃下大量的菠菜，你的致死率就可能提升至 5 成。

即使你的腎臟看起來有在代謝這些東西，但每次依然會有約攝取量 4%的草酸儲存在骨頭、皮膚及腺體裡，進而造成甲狀腺損害、乳癌、腎結石等疾症。有 70 ～ 80%的腎結石都來自草酸鈣，所以當你有腎結石、腎臟功能低下、甲狀腺功能低下時，盡量避免攝取草酸會讓情況好轉，每天至少要低於 50 毫克（僅僅 6 片菠菜葉就有這個量）。

植物真的不希望被你吃掉，所以類似這種形式的植物毒素防禦機制，幾乎存在於每一種植物當中，像是麥類的麩質會引起腸漏症、引發自體免疫疾病，甚至會導致認知偏差，而穀物、堅果、種子、大豆會抑制人體的消化酶，讓我們消化及吸收不良，進而導致營養不良。除此之外，大豆還有雌激素的問題，而大豆與十字花科中的化合物會影響甲狀腺的運作。

豌豆、扁豆和其他豆類可作為食品與化妝品中的乳化劑，但那會損害腸壁，導致腸漏症，還有各式各樣的凝集素會讓有些人容易過敏。

全肉食幾乎都將這些有害的問題全部處理掉了，所以才能讓人的健康一直好轉，除了特定植物毒素（像是麩質）一定會無差別造成傷害之外，有些微量毒素可能對人體有益，有些人則完全無法耐受，所以進行全肉食之後再將比較可行的植物一樣一樣測試回填，觀察身體反應，可能會是比較好的作法。

蛋白質攝取有上限或下限嗎？

這對於一些強迫症或喜歡精算的人來說，應該算是一個挺重要的問題，雖說蛋白質沒有限制，但是否仍有一個範圍可以給大家參考呢？畢竟各方資訊有很多不同的說法，有低到很誇張的，也有高到很誇張的建議。

綜合我的經驗與實驗，我認為即使是 2.0 的生酮飲食也一樣，蛋白質攝取應該上調到身體每公斤最低攝取 1.2 ～ 1.5 公克的蛋白質，而需要增肌的人，最少也要 1.5 ～ 2.2 公克。

蛋白質基本上要吃夠 1.2 ～ 1.5 公克並不困難，尤其是在不限餐數的情況下，但蛋白質若要吃到 2 公克，其實就沒有那麼簡單了，所以才說增肌的人很可能不餓也得吃。

有些人覺得自己是大胃王，每公斤 2 公克的蛋白質隨隨便便就能超過，其實他們是搞不清楚**蛋白質食物與蛋白質含量的差別**，例如他以為吃 300 公克的肉就等於吃了 300 公克的蛋白質，殊不知每 100 公克的肉類大概只有 20 公克的蛋白質，所以每公斤 2 公克的蛋白質真的沒那麼容易吃到，尤其是當你的飲食內容單一的話（容易膩）。

有些時候是特例，真的突然就變得超級能吃蛋白質，那是因為你的身體缺乏建構身體原料的蛋白質，因此產生需求，所以在一段時間內可以吃很多蛋白質，就好像小孩子成長一樣，東西都不知道吃到哪裡去了，面對這種情況，別怕，請用力吃。

對於肌肉量高、體重重的人要再增肌，也有過每公斤攝取 3.6 ～ 4.4 公克的案例，但也不會有什麼大問題，每個人的差異確實可以到很大。

所以你要注意的就是**不要讓蛋白質攝取太少**，至少不要低於體重每公斤 1.2 ～ 1.5 公克，因為有的人吃脂肪的比例偏高，或是蔬菜吃很多而導致蛋白質攝取偏低。至於上限嘛，你能吃多少就吃多少，等你吃到滿足，你會發現真的也吃不了多少，因此**擔心蛋白質吃太多基本上就跟擔心肌肉長太多是一樣的意思**。

蛋白質吃這麼多不會糖質新生導致脫酮嗎？

首先，我們要知道，糖質新生本身並非是不好的事，身體裡面有些器官就是只能使用葡萄糖當能源，即便需要的量很少。

也正因為如此，所以我們才會需要糖質新生這個功能，其他大部分的能源我們都可以使用脂肪來處理。

每當血糖升高時，為什麼胰島素要快速出動來保持血糖穩定呢？因為濃度過高的血糖對身體是具有毒性的，所以胰島素升高本身就是一種保護身體的行為。

當糖不是來自於攝取、而是由身體自行產生時，身體糖質新生的量會控制得剛剛好，只有在身體有缺時才會糖質新生，而且最妙的是，它不會過度糖質新生，因為糖質新生本身也需要能量，所以身體不會沒事浪費能量去轉換能源。

雖然我們攝取蛋白質沒有上限，但如果你沒有採取誤導食欲的方式，想吃超過基本上就是一件很難的事情，所以想要蛋白質過量，基本上也是想一想就好，實際上很難做到。否則，我們也不用特地再設計增肌飲食了，不是嗎？所以，只要你的飲食沒有被特殊原因干擾、錯亂你的食欲，基本上蛋白質就是想吃就吃，愛吃多少就吃多少，只要能保持在肉食生酮的大方向裡，你就不用擔心因糖質新生導致脫酮的問題。

蛋白質的迷思

迷思❶：攝取太多蛋白質會傷害腎臟／肝臟

截至目前為止，沒有任何一個研究可以證明蛋白質或高蛋白飲食會傷害腎臟／肝臟，即使你已經是慢性腎臟病患者，蛋白質不但不會傷害腎臟，反而可以保持或修復腎臟功能。

迷思❷：植物性蛋白質是好蛋白質／比動物性更好

截至目前為止，沒有任何一個研究可以證明植物性蛋白質更好，植物性蛋白質之所以被認為更好，主要是因為其中沒有動物性脂肪，但動物性脂肪沒有不好，它其實相當好。

其次，植物性蛋白質的生物利用度實在太低了，完全稱不上什麼更好的蛋白質來源，而且還附帶一大堆問題，例如雌激素、凝集素、胰蛋白酶抑制素等。

迷思❸：身體一餐只能吸收 30 ～ 40 公克的蛋白質

蛋白質當下吸收的時間有限，但蛋白質會持續停留在腸道，並依照份量，延長蛋白質停留的時間，直到最後身體能夠將吃進來的蛋白質完全吸收為止。

你可以這樣思考，以前的人狩獵與採集食物，他們也許一天兩餐，也許幾天一餐，而且當時又沒有食物保存技術，所以如果一次只能吸收 30 公克的蛋白質，其餘的無法被吸收，那人豈不早就蛋白質不足致死了？

迷思❹：乳清蛋白粉是最優質的蛋白質來源

以生物利用度及營養多元的角度來看，肉、蛋都是最高的，而乳清蛋白的優勢就是方便，以及在你吃不下時，可以用喝的比較好增加蛋白質攝取量而已，但它同時也有過量的風險，因為食欲無法煞車。

迷思❺：年長者不需要攝取太多蛋白質（有害健康／腎臟）

老人家一般都被建議吃粥、燕麥、吐司等好消化的食物，但這些東西事實上會危害他們的健康，因為老人家的肌肉會隨著年紀加速流失，因此增加蛋白質的攝取就顯得更為重要了，它可以延緩肌肉流失的速度及避免骨質疏鬆症。

迷思❻：大豆是最好的蛋白質來源

截至目前為止，沒有任何一個研究可以證明這件事，推廣這種神話或迷思的人向來是素食主義者，但這不是基於科學，而是基於信念。太多的大豆蛋白質所附加的雌激素會讓你變胖，甚至發展出女乳症，對女生則是除了變胖之外，還會產生更多生殖系統的問題。

迷思❼：動物性蛋白質會傷害骨骼（骨質疏鬆症）

骨骼不只是由鈣組成，事實上骨骼多數是由動物性蛋白質組成，即動物性蛋白質是骨骼的基質，所以你不會因為吃動物性蛋白質而損傷骨骼。

你的蛋白質來源應該幾乎來自於天然動物性蛋白質，植物性及營養補充品則是輔助或根本不需要。

迷思❽：紅肉致癌

截至目前為止，沒有任何一個研究可以證實這件事。

如果我吃低碳／生酮也沒有不舒服，我需要換飲食嗎？

一般來說，健康飲食是一種刪除法，把不適合你的東西從你的飲食之中去除，去除之後飲食空間會變大，而你需要的東西其份量自然會需要增加，這樣便自然而然達到一個平衡，在把握大原則的情況下也沒有計算份量的必要。

大部分會執行低碳或生酮的人都是健康有問題的人，很少體態強壯、身體健康的人會主動改變飲食，綜觀所有研究飲食的知名專家，幾乎都是本身有疾病，而且也非營養背景的醫生、博士，他們研究的動力都是來自於自身的健康狀況。

但是，這中間有一個問題存在，「我並沒有感覺到不舒服」這件事很可能有謬誤或偏差，因為人是會習慣的，舉例來說，因為身體是逐漸退化，所以如果平常就沒有什麼體力需求，你的體能尚能支持你的生活，就好比你每天最大強度的運動需求可能只是走一、兩層樓的樓梯而已，那麼即使你的體能迅速退化，你也很有可能陷於溫水煮青蛙的處境而不自知。

同理，你的身體可能被不健康的飲食逐漸影響，漸漸產生一些不舒服的地方，但很有可能你自己會因為這個逐漸轉換的過程而不自知，像是很多人生酮之前也不覺得自己有腦霧、思考鈍化的現象，開始生酮之後才發現自己的靈感不斷，講話反應速度都大幅提升不少——這不是生酮把你變聰明了，而是讓你回復到你原本該有的狀態。

假設生酮 2.0《生酮哪有那麼難！》能讓你的身體機能回復到 80%，相較於之前亂吃的 40 ～ 50%，你當然會覺得好上太多了，但是，假如還有可能恢復到 90 ～ 95%呢？你會想要試試看嗎？

所以，我會建議你至少做過三個月的嘗試，如果覺得有變得更好，你自然可以多一個選擇；如果只是差不多，說明你對植物烹調後的耐受力極強，你也沒必要將自己的飲食限制得太緊。

身體越強的人對食物的耐受力就越強，在可以耐受的範圍內，或許微毒反而會讓你的身體變得更加強壯，但前提是你得先搞清楚，你的身體是否耐受得住。如果新飲食能讓你感覺變得更好，那就說明以往的飲食確實導致你身體的機能下降，你可能需要改變飲食，或是減少那些會影響你身體的食物攝取份量或頻率。

無論如何，你都得試了才會知道。

生酮 2.0 與 3.0 的差異在哪裡？

3.0（肉食生酮）的重點並非在於可以讓你更快速減脂或在增肌上面更有效率，而是著重在一種更健康的生活飲食方式，在 3.0 當中，甚至連你是否處在酮態裡都不是重點。

2.0 與一般生酮飲食最大的差異，就在於帶入了自體免疫疾病的概念，因為一般的生酮飲食只著重在巨量營養素的比例分配，卻沒有考慮到這些食物品項對於個人所帶來的影響是不一樣的，有的東西有的人能吃，有的人不能吃，所以除了在營養比例上的分配之外，還要檢視出適合與不適合的品項。

到了 3.0 之後，有幾項比較大的差異。首先，在 2.0 當中，排除個人不應該吃的食物之後，我們只需計算碳水化合物及蛋白質的攝取量，脂肪隨著食欲浮動而攝取，蔬菜則是建議每日攝取 300 公克以上，盡量多變、多樣化，但新修版中也取消了蔬菜下限與蛋白質上限。

限制碳水化合物的原因不用多說，之所以限制蛋白質，主要是因為當時認為蛋白質過量會導致糖質新生，後來的研究說明並不是如此，蛋白質影響的不只是胰島素，還有升糖素，而升糖素本身對胰島素有拮抗功能。蛋白質並非攝取較多就會造成大量的糖質新生，它是在你有需要時才會糖質新生，而且蛋白質就算放開吃也吃不了多少，所以在 3.0 當中，蛋白質的攝取量是取消上限的，一樣依照食欲下去吃即可。

在巨量營養素中你唯一需要關注的只有碳水化合物，但依 3.0 的原則下去吃，你甚至連碳水化合物也不用計算，因為實在太難攝取到過量的碳水化合物了。

在 2.0 之中，我們關注的是個人的過敏原食物排除；在 3.0 之中，我們還要排除通用的可能有害食物品項。

什麼是通用的可能有害食物品項？也就是——即使你對該食物品項無過敏不耐，該食物依然能依照攝取量與攝取頻率對你造成傷害。例如麩質，就算你對麩質沒有過敏，它依然能對你造成腸漏症的影響；例如豆類，即使你使用發酵豆類，或是已經使用壓力鍋下去粉碎凝集素，但是豆類中的類雌激素依然會對你造成影響。

我本身是一個非常喜愛吃豆腐與豆製品的人，在一段時間內我甚至常常喝大豆蛋白，量也非常大，而在我戒掉豆類的短短時間裡，我能感受到我的雄激素上升得非常快，所以未來即使我會再吃豆類，我也會使用處理好的豆類，並且將份量與頻率下降至一個相當低的程度。

吃過生酮飲食的人都知道，在外面的各項食物，只要其中有精緻碳水化合物的參與品項與份量都相當驚人，氫化植物油也一樣，但你如果去關注豆類製品，你會發現豆類製品的參與程度完全不遜色於精緻碳水。

這也是純素食者最大的困難，先不考慮到吸收利用率，因為你如果不

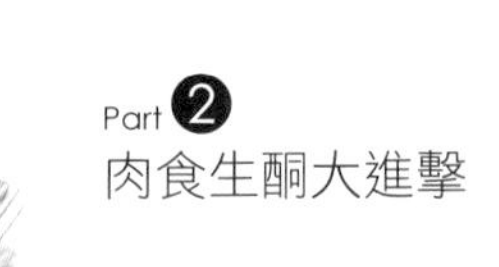

從豆類與穀類下去做搭配，你根本無法攝取到身體必需的完整胺基酸；當你從中攝取到足夠讓你使用的胺基酸時，你同時也把植物中最糟糕的種子類與豆類的壞處帶進身體了，更不用說植物類的食物品項完全無法提供你製造血清素的原料。

而這也是對特定族群來說最困難的地方。

健康的飲食是一種排除法

其實只要仔細觀察，就不難發現一點：**所有健康飲食的重點，都是將不適合你的食物品項去除，或是將攝取份量與頻率調低。**

我認為排除對你有害的食物，比起攝取足夠的巨量營養素與微量營養素來說要簡單得多了，基本上主要是吃全食物（從頭吃到尾）、多樣化、依照自己的食欲下去調整進食時間與份量，而且你的巨量營養素與微量營養素要不足也難。

課題在於，找出對我們個人來說哪些食物是有問題的，然後要怎麼做才能將可以處理的食物處理到能吃，例如透過發酵或烹調；現今依然無法處理掉的項目則是能避就避，偶爾一次就好。

我自己研究的結果是，大多數使用了各種健康飲食而感覺到身體改善的人，未必是因為營養攝取充足所帶來的改變，而是因為對你有害的項目被排除之後，身體的自癒系統開始啟動，逐漸修復身體所致。

比起動物類的食物來說，植物類的食物問題較多，而且是多上很多，如果本身沒有對動物類的食物過敏，那麼動物類的食物幾乎沒有任何壞處，但植物就不一樣了，例如麩質，就算你對麩質沒有過敏，麩質一樣能傷害你的身體。

所以，作為排除性飲食的首選，過去的觀念一直是以改吃素食為主，但以現在的研究觀念來說（未來依然有可能再被推翻），全肉食作為排除法的選擇是比較適合的。

但是，全肉食飲食法我認為**只有在作為最初的排除飲食法是可行的**，不是因為全肉食飲食法不好，而是全肉食飲食法有不少缺陷，例如飲食口味單調而難以持久、外食難度極高、餐費成本驚人、在社交上比起一般的生酮飲食更加困難等。

難以持久與推廣的飲食法實在很難說是成功的飲食法，所以，我才會認為**適度回填可用的植物會是比較折衷的作法**，能夠很大程度的解決全肉食的問題。

男女飲食大不同？

這是經常會被問到的一個問題，爭議也是非常的大。男女之間的戰爭一直以來都是一個非常大的議題，當然，男女之間有非常大的不同，但是你如果仔細研究，就會發現其實也沒那麼不同。

當然，也有人會提出一大堆論點或某某專家提出來的研究，但那些都不是重點，我只是要給你一點點的邏輯觀念而已。

最常見的理由是什麼？就是女性會有月經會生小孩，男生需要嗎？既然不用，憑什麼認為男女需要的營養素是一樣的？

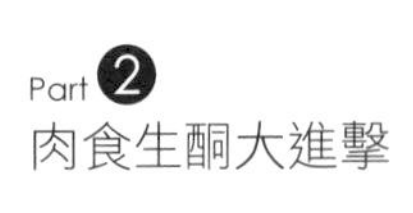

OK，請問母獅子有沒有月經？要不要生小獅子？母獅子跟公獅子吃的東西差在哪裡？母牛有沒有月經？要不要生小牛？母牛跟公牛吃的東西差在哪裡？這種例子我們還可以無限延伸下去，甚至連沒有月經的生物也是一樣的，除了無性生殖的生物，什麼生物不用生小孩？公與母吃的東西差在哪裡？

這裡面有一個最大最大的重點，那就是——大自然根本不在乎你是男是女好嗎？是生物要適應大自然，不是大自然要來適應生物，我們是因為周邊環境有什麼能吃、要怎麼樣才能吃到而演化，既然如此，男女之間的飲食有什麼差異？

差異就在於**份量**而已，不在於品項。

因紐特人沒吃碳水，月經不來？代謝低下？女性健康狀況長期不佳？情緒不穩？生育困難？有嗎？因紐特人沒有月經？不用生小孩？馬賽人不也是一樣？你用簡單的現象學就可以知道真相了。

所以，女性需要額外的碳水化合物攝取嗎？

我只想問，碳水化合物具體而言有什麼其他食物無法供給的巨量或微量營養素嗎？具不具有必要性？

生酮飲食有些問題始終被長期忽略，會接觸健康飲食的人都是身體不健康的人居多，所以使用生酮飲食的人其健康起點都比一般正常人要來得低，這不是飲食的問題，而是個人的問題。

另外，還有其他因素沒有被列進去，舉例來說，亞洲女性長期被「一白遮三醜」的觀念綁住，死都不曬太陽，導致維生素 D 不足，而且亞洲人普遍「萬般皆下品，唯有讀書高」，所以大家不運動居多，而臺灣更是亞洲肌少症之冠，偏偏亞洲人又習慣只要有問題就想用吃的來解決。

我遇過太多的案例了，有經痛的、不孕的，自從開始飲食控制、運動、曬太陽之後，什麼問題都不見了。什麼東方人與西方人體質不同，所以東方人不能喝冰的、東方人要坐月子，你的體質不同不是與生俱來、無可奈何的，是你自己養出來的，你需要的不只是吃中藥調養，你更需要的是吃得營養、運動、曬太陽，如此而已。
所以，女生需要碳水化合物嗎？我只能說，如果女性需要碳水化合物才能活，那人類早就滅亡了。你看過身體虛弱進補的嗎？你身體受傷需要修補時拿什麼進補？是雞蛋、雞湯、魚湯還是地瓜？

從全肉食吃回碳水化合物會如何？

記得剛開始施行生酮飲食的時候，當時大家對於生酮飲食還有很多的疑問，其中就有潘醫師提出——以「用進廢退」的理論來說，我們是否無法確定，在長期生酮飲食後，胰島素會不會變成無法逆轉的低下？

當然，後來許多研究都證明了不但不會，而且你還可以在吃回碳水化合物僅僅一週的時間，身體就會再度適應碳水化合物。

最近，國外一個知名的全肉食支持醫生，開始鼓吹人應該同時也要吃天然的蜂蜜與當地當季的水果（避免水果因為催熟以致凝集素超高的問題），姑且不論這個作法是否有問題，它其實也產生了一樣的疑問：「如果長期全肉食之後，再吃回碳水會如何？」

關於這點，國外的凱文・史圖克（Kevin Stoke）醫生做了相關研究，我當時在做肉食生酮研究時也經常跟凱文醫生通信請教。

所以這邊直接附上凱文醫生的實驗結論：

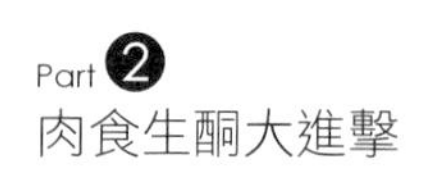

長期全肉食回填碳水化合物的結果

在過去的幾年裡，凱文醫師在「全肉食」的範圍內做了一些以自己作為研究對象的實驗。

- 3 個月的全肉食過渡期飲食
- 6 個月的只有牛肉和水
- 3 個月重新加入各種動物性食物（其他肉類、內臟、海鮮、雞蛋）
- 6 個月「全食物」（動物身上所有部位）
- 6 個月全肉食增肌
- 3 個月全肉食減脂

在這段時間裡，攝取的碳水化合物幾近為零。

實驗之前，凱文醫生便很好奇……如果在多年不吃碳水化合物後，突然吃了一罐蜂蜜會怎麼樣？

這其中包括：心理上會不會有負擔？糖癮是否會復發？運動能力是否會變好？肌肉型態是否改變？是否會對腸胃造成負擔導致腹瀉等？

於是，凱文醫生進行了實驗。結論就是，在經過長時間的全肉食飲食之後，短期或偶爾的進食碳水化合物——無論是屬於相對健康的原型食物，例如蜂蜜、藍莓，還是像披薩、蛋糕這種垃圾食物，你的糖癮是不會爆發的。但請注意，這是有時間限制的，並且也只能短期或偶爾為之，否則身體回到過去的狀態是可以預期的，而且速度可能超乎你的想像——過去能摧毀你健康的食物，現在也一樣可以。

之前有研究說明，持續低碳飲食並經常進行重訓或爆發力訓練的人，約莫 2 年的時間，身體糖質新生的能力便可以進步到讓你肌肉的糖原（人體內儲存的糖類，主要存在肝臟與肌肉）儲備，與吃碳水化合物為主的人一樣。

所以，肌肉的大小（因含水量而改變），並不會因為回填碳水化合物而增加（還沒達到這程度的，會感覺肌肉較飽滿，因為糖原會抓水，讓肌肉看起來更顯飽滿）。當然，因為肌肉的糖原儲備是夠的，所以長期低碳飲食者在重訓及爆發力訓練上，一樣都是使用碳水化合物為能源，因此回填碳水化合物也不會有運動能力增長的現象發生，只有初學低碳飲食者才會，這也是為何會有「循環式補碳」或「目的性補碳」的作法，但這作法只適用於初學者，而且也沒有必要，因為這樣會減緩身體自行糖質新生的能力。

同時，這邊的糖質新生你也不用擔心會讓你脫離酮態，因為身體只會製造你需要的部分而已；因為你有重訓，在身體體脂肪足夠的情況下，身體知道肌肉的存在是有必要的，所以不會去分解肌肉來製造糖（但老舊受損需回收的肌肉細胞例外）。

短時間的碳水化合物或垃圾食物回填，並不會讓你的腸道系統一夕間崩潰，但排便形式會出現改變，因為全肉食是極低渣飲食，你吃的幾乎都是可以消化利用的食材，因此回填垃圾食物或可溶性與不可溶纖維，自然排便的份量與頻率會再度增加。

在長時間的健康飲食後，你不用害怕偶爾作弊，因為身體已經適應，並懂得希望得到怎樣的營養，所以你還是會偏向攝取那些健康的食物。

當然，植物並非一無所用，植物更像是可以拿來利用刺激身體進步的微毒，或是像化學藥物般，能在身體產生問題時，協助加速矯正身體的問題——只是劑量要能拿捏好，較有問題的請少量、偶爾就好，或是加工做好壞處的處理（如豆類發酵或番茄去皮去籽）。

再來思考一下碳水化合物

什麼是碳水化合物？

1. 我們將碳水化合物作為糖原儲存在肝臟（0 ～ 120 公克）和肌肉（0 ～ 400 公克）中，當超過肝臟與肌肉能儲存的容量時，我們就會將其轉化成更有效率的儲存方式，也就是脂肪。

   因為每 1 公克碳水化合物需要抓 3 ～ 4 公克的水，所以若以碳水化合物為主要能源儲備，所需的體積會太大（這也是為何以碳水化合物為主要能源的植物其水分含量很高的原因），而 1 公克碳水化合物僅能提供 4 大卡的能量，脂肪則能提供 9 大卡，所以相對來說，**脂肪**是人體比較適合的主要備用能量儲備項目。
2. 碳水化合物就是糖。不管是優質天然的或垃圾加工的碳水化合物，它被消化吸收後，最終都會分解成葡萄糖、果糖，或兩者的組合。
3. 碳水化合物均來自植物，幾乎沒有來自動物組織（現宰的肌肉、血液裡面會有一點）。
4. 乳糖：這是一種比較特別的存在型態，需要乳糖消化酶來處理，每個人小時候都有處理乳糖的能力，即使長大後，也不會失去製造乳糖消化酶的能力，所以即使你有乳糖不耐症，也可以透過每日少量喝牛奶，讓身體意識到有需求，身體就會再生產乳糖消化酶了。

現代主流——高碳水化合物飲食

依美國農業部的建議，碳水化合物攝取比例需高達 65%。這世界上，有許多國家都是跟著美國農業部去給自家國人作建議的，畢竟美國的醫學還是目前全世界最先進的國家。

但是，我們一般飲食的百分比其實更高，想想蛋炒飯、蛋餅、乾麵等這些國民美食就知道了，何況再加上含糖飲料？

加上商家使用的幾乎都是糟糕的大豆沙拉油，然後我們卻認為，蛋白質與動物性脂肪是致病元凶？

我們從動物身上便可認知到一點：為何野外的動物除非受到外傷，否則一般都是體格強健且健康的？你看過野外的獅子、老虎、狼、鬣狗有牙齒方面的疾病嗎？

為何一樣的生物被人類圈養之後，什麼問題都來了？甚至一堆貓狗都要進行減肥？

這不是飲食出了問題，是什麼出了問題？

必需營養素

有些營養素是我們必須從飲食中攝取的必需營養素，例如某些維生素、礦物質、胺基酸和脂肪酸，但碳水化合物絕對不是其中之一。

從來都沒有「必需碳水化合物」之說。

身體中只有少數細胞需要葡萄糖（即紅血球和中樞神經系統／大腦的某些細胞），而這種極少份量的葡萄糖，很容易由體內的蛋白質製成。

大約 80% 的中樞神經系統可以使用酮體，這使得大腦每天實際需要的葡萄糖少於 30 公克，而這很容易透過糖質新生獲得。

人類不需要吃的一種巨量營養素，現在卻是我們吃得最多的一種。

以前曾有個都市傳說，說某知名炸雞品牌為了有更多的雞翅與雞胸供應，所以將雞隻基因改造成有六隻翅膀且胸部超大並無毛的畸形樣子。

雖然這是假的，但你要是看到那合成照片，我想你也會對那些炸雞感到噁心，食不下嚥。

換個方式想，人們為何對蔬菜與水果的基因改造，甚至是改到跟原本的樣子完全不一樣了，卻依然無所謂？

商業洗腦真的很厲害，不是嗎？

代謝紊亂

為何身體只要攝取酒精，我們的肝臟就會幾乎停下大部分的工作，來優先分解並處理酒精？

因為身體認為酒精是毒，殺傷力巨大，所以必須優先處理，而大量的碳水化合物也一樣，所以身體才會急遽大量分泌胰島素，把多餘的血糖從血管中推離。

這會形成惡性循環，胰島素大量分泌導致脂肪停止燃燒使用，並而把多餘的碳水化合物合成新的脂肪，於是，你的儲備能源也就越來越多。

但是，你也同時因為血糖被推離血管而能量下降，偏偏胰島素又讓你的脂肪拿不出來使用，導致你很快又餓了——這個過程會一直重複，而你的能量並不缺，卻會在越來越多的情況下依然飢餓，然後再進食，然後越來越胖。

成癮

「碳水化合物會上癮」早就不是秘密了，甚至連電影《金牌特務 2》都諷刺它已成為合法毒品。

糖會導致大腦中的神經產生化學變化，看看你的大腦對糖的反應，以及大腦對肉的反應便可得知——糖類似於其他成癮藥物，它會刺激與毒品相同的快樂反應。

而且，糖與酒精還有毒品都一樣，你會隨著使用的累積，以致耐受度越來越高，進而產生阻抗，然後，你需要的劑量就會越來越多，才能達到跟以前一樣的刺激與快樂。

糖毒性

糖有毒嗎？

其實超過一定的份量就會有，哪怕酮體也是一樣，所以胰島素才會作為一個保護機制，下去控制血液裡的血糖與酮體量，但在糖質新生與產酮這兩方面，身體都能夠自行針對自己的需求而下去製造需要的份量，並不會超標，當然更不會有上癮的問題。

糖就不一樣了，我們整體血液裡的糖，正常來說，加起來其實也就 1

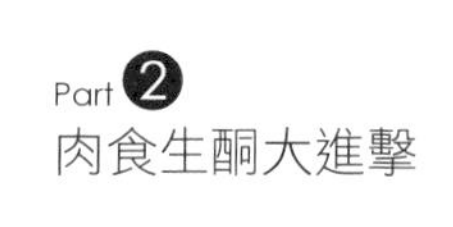

茶匙份量，但你再看看，1 杯含糖飲料有多少糖？一罐汽水與果汁裡又有多少？能不毒嗎？

碳水化合物與疾病

根據統計數據，現今大多數人多是超重或肥胖，以臺灣自己的統計來看，臺灣人肥胖比例正逐年攀升，已經到了二分之一的程度（也就是每 2 個人中，有 1 人是屬於肥胖）。

在這個醫學發達、健身房有史以來最多、健康餐有史以來最發達、一堆醫生與營養師都變成 YouTuber 的年代，你不覺得哪裡怪怪的嗎？

肥胖幾乎與一切疾病都有關，而肥胖又是怎麼來的？

為什麼吃了低碳飲食、選用優質脂肪、拒絕非加工肉品之後，這些疾病的問題都消失了？

生酮飲食對於糖尿病的效果其實已經有很多研究了，甚至連美國糖尿病協會都把「低碳飲食」列為治療糖尿病的治療方式。

這很值得深思，不是嗎？

Chapter5

終結流言！破解人們的肉食迷思

真相大比拚 1：肉食生酮超級貴的啦！

直到現在，我還是會聽到有人說吃生酮很貴、會吃到垮掉，或是戲謔的說：這樣吃當然會瘦，因為荷包瘦了，買不起，沒得吃，自然就瘦了。

首先，我們不妨用反向觀點來看，你之所以覺得健康飲食很貴，不正是說明了你以前吃的東西很便宜？為什麼我們要吃這麼多碳水化合物？因為成本很低就能餵飽肚子，餐廳內用餐永遠是飯不用錢，不是嗎？你看過肉不用錢的嗎？正是這些最沒有營養價值的食物在填飽你的肚子。你仔細想想看，政府為何要我們吃碳水化合物？因為這樣才不會有人餓死，至於是否健康，誰在乎？

生酮與肉食生酮其實一樣，在購買食材上確實比較貴，但事情不是這樣看的：生酮與肉食生酮都很難吃到外食，基本上所有的飲料、零食、甜點等東西，你也都沒有花到錢的可能。

其次，你之前一天吃幾餐？三餐？零食？飲料？下午茶？宵夜？點心？但生酮或肉食生酮一天可能只有 1 ～ 2 餐而已。

其三，其實生酮與肉食生酮所吃的份量並沒有你想像的多，因為你身體的消耗需求並沒有你想像中的大，所以真正開始吃的時候，你會發現，你其實吃得不多，甚至很少量的攝取就飽了。

其四，生酮或肉食生酮不一定得選擇昂貴的食材，舉例來說好了，Omega3 的油脂攝取，你可以選鮭魚，但你也可以選秋刀魚啊，依照自己的經濟能力下去選就好了，何必硬要挑貴的食材，然後再覺得很貴呢？牛肉很貴嗎？牛肉也有很便宜的部位跟便宜賣的店家啊。

其五，以黑市的價格來說，腎臟可賣 20 萬美元（約新臺幣 596 萬），肝臟約 15.7 萬美元（約新臺幣 468 萬），心臟價格約 11.9 萬美元（約新臺幣 354 萬），不過心臟手術太過複雜，價格最高可喊到 150 萬美元（約新臺幣 4476 萬），你用很便宜的飲食來摧毀這些很昂貴的器官，然後覺得這樣比較省錢？

現在再仔細算算看，你還覺得健康飲食很貴嗎？

真相大比拚 2：大家都說生酮飲食不利於爆發力與力量訓練運動員！

早期研究生酮時，有些問題在當時其實早就釐清了，例如生酮初期由於能源轉換尚不適應與順暢，所以運動時的力量與耐力都會大幅下降，這個情況大約維持 3 週到 3 個月，之後會慢慢恢復。我也經歷過這段時期，只是大概 2 ～ 3 週就恢復了，那時健身界對生酮飲食非常排斥與牴觸，所以不少人沒有做好功課，只嘗試個幾天，一發現力量下降就嚇個半死，隨即放棄生酮飲食，甚至攻擊生酮飲食，這實在很可惜。

不得不說，當時生酮飲食迴避談重訓力量成長與爆發力運動，只提對耐力運動員的運動表現成長與幫助，這使得增肌或爆發力與力量訓練者的相關資料幾乎完全沒有，我一直認為這是當時人們還沒有對生酮研究這麼深入，以致這兩個問題一直是生酮界極力迴避的尷尬項目。

直到現在，生酮飲食在增肌上確實處於劣勢，當然，就某方面來說，你也可以說它是優勢，因為生酮讓食欲發揮正常監控狀態，你很難吃超過你的需求，往好的方面來看，就是怎麼吃、吃到飽也不會胖，而往增肌的方面來看，可能就是一場惡夢了。

單純的生酮飲食要增肌是真的不容易，所以，我們才需要搭配乳清蛋白或循環法下去增肌。

那麼，就爆發力與運動表現方面來說呢？生酮飲食在這方面也一樣處於劣勢嗎？

如果你單純的以為只要吃蛋白質、吃脂肪，你就能使用酮體當能源，那一開始你的設想就錯了。

我們身體有些組織是無法使用酮體當能源的，例如紅血球，不過，我們的身體有能量轉換的機制，我們可以糖質新生，我們可以自己產糖給自己用，以供應這些只能使用血糖當能源的組織使用。

就爆發力與力量訓練方面來說，糖是真的比酮體更具有優勢，但也因為糖比較有優勢，所以當你遇到有爆發力與力量訓練的需求與環境時，身體自然就會大量糖質新生，讓你依然使用糖來當能源（當然，這些糖一樣來自於你吃的蛋白質與脂肪，所以要說你依然使用脂肪當能源，也是沒有問題的）。

這也是為什麼爆發力與力量訓練者在量測血糖時都是接近或超過100，而血酮都在 0.2 ～ 0.8 的原因。

研究顯示，使用生酮的爆發力與力量訓練者，其肌肉儲存的糖原與一般以碳水化合物為主的運動員沒有差異。既然糖原儲存沒有差異，血糖也不缺乏，為什麼使用生酮的爆發力與力量運動員，會被認為表現得比以碳水化合物為主的運動員來得差？其實，不敢說會比較好，但至少絕對不會比較差啊。

所以，如果你是爆發力與力量訓練運動員，想用生酮減脂，再恢復碳水化合物的攝取以提升運動表現，基本上是沒有意義的，因為生酮飲食並不會讓你的力量表現下降。

真相大比拚 3：聽說進行生酮後，血糖不降反升！

我認為**在進行飲食法之前，做血液檢查是一件必要的事**，這樣之後如果有任何情況，才有辦法做比對與走向追蹤。以下是必要檢查的項目：

- 血壓

- 空腹血糖
- 糖化血色素
- 胰島素
- 膽固醇系列
- 腎臟功能系列
- 甲狀腺：TSH、Free T3、Free T4
- C 反應蛋白
- 紅血球沉澱率
- 皮質醇
- 過敏原檢測

血液檢查有一個很大的問題，那就是——每個人因為個體化的差異，所以數據會產生很大的不同，**不一樣的數據在不一樣的人身上可能都是健康的**。

另外，走向也是一個很重要的問題，例如有人生酮前沒有做檢測，生酮兩個月之後卻說：「為什麼我血糖還有 130 ？」130 確實很高，可是誰知道兩個月前是不是 180 ？如果兩個月前是 180，那麼即使 130 是偏高的，你還是逐漸在降低血糖啊。

爆發力運動員的血糖值偏高到 100 左右、血酮卻只有 0.2 ～ 0.8，這也是正常的，它說明了你的身體比較需要糖，因此你糖質新生的能力也較強。也就說，你的數值來自於你的需求，也不是一件不健康的事。

總膽固醇與低密度脂蛋白（LDL）偏高也是正常的，前提是這不是因發炎而來，三酸甘油酯若是低的那就沒什麼好擔心的，因為膽固醇是身體修復及各項激素的重要原料，它會增高，只是說明了身體有需求而已。

血液檢查出來的數據其實都沒有問題，**問題是出在我們對這些數據的解讀是否成熟**。不一樣的族群不適用一樣的標準範圍，光是加入運動這項變因，結果就可以差很多。

科技與研究日新月異，每過一段時間，我們可能就有完全不一樣的看法，究竟哪一個是對的，誰也說不準。所以，總歸來說，最安全的作法就是自我觀察：身體的精神狀況是否良好？情緒是否受影響？睡飽起床後是否會疲倦？疲勞有無無法恢復的狀態？性欲是否正常？體能表現有無下降？（生酮前期 3 週到 3 個月下降是正常的，只是身體不適應新能源的轉換而已），只要沒有這些問題，基本上都不用太過擔心血檢的數據。

尤其是當你的身體感覺精神變好、一些過往有的病症病痛開始緩解或消失、身材逐漸變好、體能逐漸提高，那你就更不用去在意這些事情了。

以前，我建議生酮 3 個月之後可以做血檢來追蹤比較，後來與國外的醫生討論之後，現在比較建議**至少延長到半年至一年再做追蹤比較好**，因為身體要重新平衡適應且穩定下來的時間，比我們想像的還要久一些。

真相大比拚 4：最佳體脂率一定是越低越好？

一般來說，所有的醫學與科學都支持男生的最佳體脂率是 12 ～ 15%、女性則是 20 ～ 24%，這個是比較沒有爭議的部分。

這個部分雖然沒有爭議，但是有迷思，所以必須特別說明一下：生酮飲食會依照每個人的不同情況，把你帶到不一樣的體脂率，總歸來說，差不多就是這個範圍，因為這是身體覺得最舒服也最輕鬆的狀態。

一般人受媒體的影響，都會想要把體脂率降得越低越好，事實上，決定身材好壞的關鍵並非只有體脂率。

過去我們從看體重進步到看 BMI，再從 BMI 進步到看體脂率，但現在**除了體脂率之外，你還要重視一下你的肌肉量／肌肉比。**

你可以想像一個畫面，一個難民的體脂率 8%與一個健美選手的體脂率 8%，兩者看起來會一樣嗎？為什麼有些人的體脂率測出來是低的，但是他的身材依然不好看呢？答案就是肌肉量，不管男的女的都一樣，線條都是靠肌肉撐起來的，不是單純的體脂率低而已。

所以，當你的體脂已經降到身體舒服的程度時，請開始努力增肌，而不是更努力的讓體脂率不停地下降，在健康與美觀之間，我們必須抓出一個很好的平衡點才對。

即使你的體脂率與肌肉量跟健美選手一樣，你也不會有他的線條，因為選手比賽的時候還要經過一個過程叫做「脫水」，藉由讓身體大量失去水分，使得皮膚能夠緊貼肌肉，讓線條更明顯。事實上，這是一件對身體負擔很大、也很不健康的事，不過一般來說，競技運動都是不健康的，並非只有健美如此。其他像是影視明星、電影平面的就更不用講了，還有修圖與後製的問題，所以不要被媒體洗腦到想要病態的美，身體健康才是首要的，只要你肌肉量足夠，在身體喜歡的體脂率的情況下，其實你的身材就已經很棒很好看了。當然，如果你有賽事或特殊需求，自然另當別論。

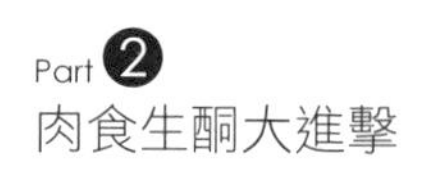

垃圾生酮（Dirty Keto）

一般似乎都是翻譯成骯髒生酮，但我覺得翻成骯髒生酮很怪，翻成垃圾生酮會比較恰當，因為垃圾生酮顧名思義就是用垃圾食物來生酮。

與一般生酮比較來說，垃圾生酮只注重避開碳水化合物，然後，然後就沒了……

垃圾生酮並不在意以下這幾件事，例如：

- 避開過敏原
- 蛋白質來源的種類
- 烹飪的方式（經常過度高溫會導致蛋白質與油脂變質）
- 是否使用優質的油脂來源
- Omega3&6 是否平衡
- 食物的營養密度
- 避開的碳水化合物不含代糖
- 加工食品

使用垃圾生酮時，也許驗出來你是沒有脫酮的，但身體可能會出現發炎、小分子低密度脂蛋白增加、卡重（指控制體重的人已經將一切都做好了，但依然沒有在合理的速率下進步）、疲倦無力、情緒低落、脹氣、強烈的糖癮、體重反彈、睡眠品質下降等。

包括起司、熱狗、培根、烤肉（因為非常高溫）、生酮烘焙、代糖食品／飲料、豬油渣、炸雞去皮、低品質漢堡肉、豆類製品、氫化植物油製品、蔬菜、麻辣鍋，甚至是火鍋料、魚丸、貢丸等各式丸類，其實都屬於垃圾生酮的飲食範圍。

做垃圾生酮的人非常多，比做生酮的人還多，所以很難減肥成功、體重反而增加、健康惡化等都很正常，如果你沒有進步，不妨檢視自己是否是因為執行了垃圾生酮的緣故。

我只是反對常態使用垃圾生酮，但我並不反對偶爾使用垃圾生酮，例如在一些偶爾外食的場合，暫時應急或滿足口欲其實也沒那麼嚴重，只要頻率與份量拿捏好，就沒有這麼嚴重糟糕。

在國外很多生酮人的眼中，全肉食其實是被歸類在垃圾生酮裡的，因為幾乎所有人每天都是高溫奶油煎牛排、培根，若以這樣的標準來說，那麼確實是可以被歸類到垃圾生酮的範圍裡。

肉食生酮與全肉食非常接近，自然也要注意是不是很容易掉入這個誤區。當然，總歸來說，依然還是劑量與頻率的問題，如果擔心陷入垃圾生酮的模式，不妨多參考懶人包的規律，再搭配後面的食譜下去烹調，偶爾的外食聚餐來一次，這樣就不用太過在意了。

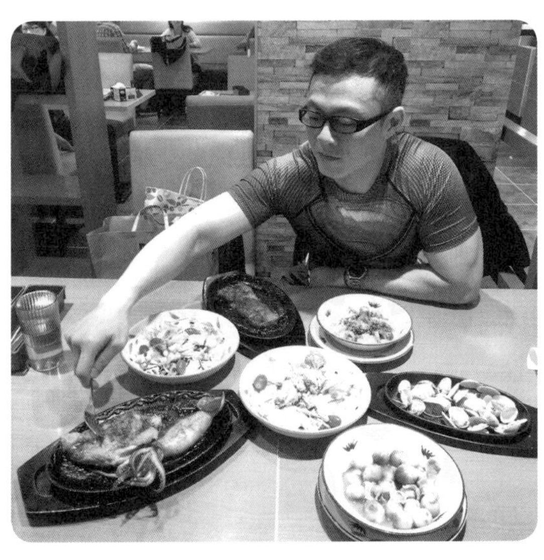

Chapter6

全肉食帶來的效益

全肉食飲食法，聽起來是一種非常瘋狂的飲食，但實際上已經有成千上萬人在使用這種飲食，甚至已經有人執行數年甚至數十年了。

全肉食意指你只吃動物性食物，也就是動物身上各種部位的各種肉、乳製品、蛋、內臟、皮膚、軟骨、大骨湯、藻類，除了鹽之外，一切都是來自於動物。

全肉食基本上也算是生酮飲食，因為生酮飲食是極低碳飲食，而全肉食則是接近零碳水化合物飲食。另外，之前已經討論過了，高蛋白飲食不會在人沒需求時，自己糖質新生、讓你脫酮，所以這其實算是更進階的生酮飲食。

對於某些在植物上會引起諸多過敏反應的人來說，全肉食效果奇佳，即使只是短暫吃上一陣子，身體都能看到明顯的進步與成長。

推薦大家去研究、了解全肉食，然後不妨嘗試看看，你也許會有新的發現，甚至可以解決你一直以來無法解決的問題。

15 種常見的全肉食錯誤

1. 忘記了海鮮、蛋、牛油

很多人誤以為全肉食就是吃紅肉，但事實上，只要是動物性的就能吃，例如海鮮、蛋、內臟、皮、軟骨、大骨湯。

有些人認為蜂蜜可以，但因為蜂蜜是超級碳水化合物，以生酮飲食原則來看，其實並不建議。

2. 吃太低脂

全肉食就像是極低碳的生酮飲食，它比控制癲癇患者的生酮還要低碳，近乎零碳，所以自然也能很好的使用脂肪為能源，但在正常情況下，你完全沒有刻意吃瘦肉的必要。

這邊建議可以吃蛋白質與脂肪 1：2 的比例。

3. 電解質攝取不足

鹽要夠（同生酮飲食）。

4. Omega3 攝取不足

你不必一定要吃草飼牛，從魚類攝取 Omega3 就可以了。

5. 內臟

許多營養都在內臟裡面，單吃肌肉是不夠全面的，各種內臟都有它特

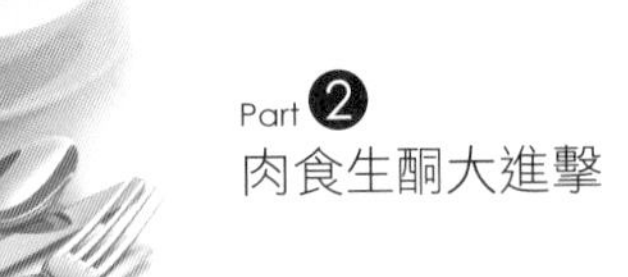

定的好處，其中以**肝臟**最優，**鱈魚肝**就是豐富營養素加 Omega3 一次搞定的好物。

6. 膠原蛋白攝取不足

要從皮膚、軟骨、結締組織、蛋的薄膜攝取。

7. 加工海鮮

整體原料非動物性來源，例如蟹肉棒、魚板，都不是真正的海鮮或動物性來源。

8. 調味料／醃料／辛香料粉／滷汁

非動物性來源，其中也容易添加化學加工品與糖。

9. 吃餐廳的食物

很難找到完全合乎全肉食的餐廳，即使是牛排館，大部分都也是用沙拉油煎的。

10. 太快停止全肉食

全肉食好處很多，對某些身體症狀來說尤其有益，但必須給它時間。

11. 部分限制

沒有熱量限制、餐數限制、脂肪量限制、蛋白質量限制。

12. 加工肉品

請吃真正的食物，像熱狗那種東西不是真正的食物，也不是完全的動物性來源。

13. 鹽分攝取限制

在接近零碳水化合物攝取的情況下，你要擔心的是鹽分不足，而不是鹽分太多，所以不用刻意限制鹽分，身體不適也要隨時補鹽。

14. 不要過度烹煮

這樣會破壞很多營養。

15. 補充一堆營養補給品

你不會因為吃全肉食而缺什麼營養，所以也沒必要補充什麼營養品，會需要補充一堆營養品的飲食法不能稱為飲食法。

10 種可以從全肉食受益的自體免疫疾病

全肉食飲食法其實可以考慮作為食物排除法（Elimination Diet）中沒有不良反應的「安全食物基本款」，因為肉類屬於：

- 低凝集素（low lectin）
- 低可發酵的寡醣、雙醣、單醣及多元醇（low FODMAP）

- 低亞硫酸鹽（low sulphite）
- 低草酸鹽（low oxalate）
- 低水楊酸鹽（low salicylate）
- 低植酸（low phytate）
- 零碳水（zero carb）
- 無纖維（no fiber）

現代人有非常多自體免疫疾病的困擾，他們的醫生告訴他們：「我們也不知道為什麼會這樣，你可能需要使用昂貴的藥物一輩子！」然而，有成千上萬的例子顯示，只要使用特定飲食、迴避某些特定食物，這些問題就能被解決或改善。

以下是 10 種使用全肉食就能改善，甚至不再復發的自體免疫疾病：

1. 類風濕性關節炎
2. 紅斑性狼瘡
3. 乾癬
4. 發炎性腸道疾病
5. 克隆氏症
6. 潰瘍性結腸炎
7. 橋本氏症
8. 乳糜瀉
9. 惡性貧血

10. 多發性硬化症

一般來說，吃乾淨生酮的人經常因為避開很多糟糕的東西之後，自體免疫疾病也跟著改善或不再復發了，但是，如果你的情況比較嚴重，那麼只要進一步的再限制，也會出現更好的效果。當然，在這之前如果能先做好過敏原檢測，再把這些東西排除，那麼效果會更好。

一般來說，90 天的時間就能夠有非常明顯的效果。

主要是因為植物其實並沒有媒體所渲染的那麼健康，甚至還差得遠了，植物裡面的凝集素、麩質、植酸、草酸等都會導致身體發炎，而發炎又是萬病之源，進而導致自體免疫疾病發作。

最近有一個研究可能可以說明這種現象，我們都知道我們需要胺基酸，而我們的身體不能自己製作出所需要的就叫做必需胺基酸，我們要從食物裡去獲取它，最近更發現植物中有超過 600 種以上的非營養性胺基酸（非蛋白胺基酸），也就是說——我們的身體中有很多完全無法利用的胺基酸是來自植物。

有些醫生會告訴你，你的免疫系統太強了，所以我們必須給你抑制劑去抑制你的免疫系統，但如果不是免疫系統的問題呢？如果只是單純因為體內出現不該出現的胺基酸，而你的免疫系統無法辨識，因此才導致混淆與攻擊呢？如此一來，使用抑制劑根本就是治標不治本。

這邊取兩個來自植物化學期刊的研究中關鍵的非營養性胺基酸來談，大部分的獸醫反而都知道這種非營養性胺基酸，因為有些動物如果被餵了過多的植物就會生病。

1. 刀豆胺酸（canavanine）

這是一種哺乳動物無法使用的胺基酸，由於它的結構很像 L- 精胺酸，所以很容易混進去你的蛋白質裡。你的免疫細胞一直在血液中循環，專門找外來蛋白質攻擊，當他們看到被刀豆胺酸混進去導致形狀變形的蛋白質時，就會誤認為是攻擊對象，然後觸發免疫反應。

刀豆胺酸常見於豆類、豆莢類、紫苜蓿及其芽菜中。

2. 二氮雜環丁烷羧酸（azetidine-2-carboxylic acid）

這聽起來很像一種化學物質，事實上，它是一種胺基酸，只是還未有正式名稱而已，它存在於甜菜，在一些辛香料裡面也都有。

它的結構看起來很像脯胺酸，所以同上面的情況，你的免疫細胞被混淆之後，發動了攻擊，觸發了免疫疾病。

這邊舉了兩個例子，但記得上面提到的嗎？這些非營養性胺基酸超過 600 種，所以這也是為什麼對症狀嚴重的人來說，嚴格的全肉食經常都能起到奇效的原因。

5 個全肉食的效益

效益 1：皮膚問題

成千上萬的人在使用全肉食之後，分享了關於皮膚的改善，像是粉刺、濕疹、牛皮癬等。貝里醫生自己在嘗試 1 ～ 2 個月後，身上的皮膚問題不是痊癒就是明顯改善了。

效益 2：關節炎

身上任何一個關節，可能會出現發炎或退化性關節炎確診、類風濕性關節炎、痛風，但只要吃大量的肥肉就能協助你好轉，甚至是痊癒。所以，強烈建議有這方面問題的人，可以嘗試使用全肉食飲食法 3 個月。

效益 3：消化排泄系統

便秘、腸躁症、克隆氏症、潰瘍性結腸炎等，很多有這些症狀的人在使用 1 ～ 3 個月後都有明顯的改善，建議有這方面問題的人，可以嘗試使用全肉食飲食法 3 個月。

效益 4：減脂

符合肥胖或病態肥胖情況的人，會發現間歇性斷食與生酮飲食是非常強效的減肥飲食法，但你不妨給全肉食飲食法 3 個月的時間，結果也許會讓你大吃一驚。

效益 5：大腦功能

超級多人反饋他們在使用全肉食飲食法之後，不僅感到頭腦清晰、腦霧消失、思考反應能力增加、注意力增強，就連有憂鬱症、注意力不足過動症、自閉症的人也發現他們的症狀減輕了。

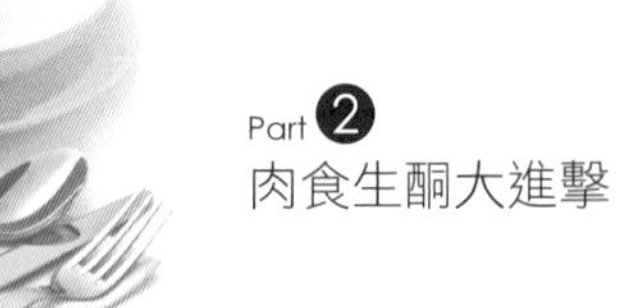

另外，如果你有新陳代謝症候群、第二型糖尿病、胰島素阻抗、慢性高胰島素血症等，這些疾病基本上就是高血糖症狀，如果你是這些疾病的族群，則錯誤的飲食無法協助改善你的炎症，也無法協助你很好的減肥。如果你有這些問題，非常強烈的建議你使用 3 個月的全肉食飲食。

別忘了，執行前務必做好功課再開始。

10 種執行生酮／全肉食時不需要的營養品

有許多人認為吃生酮／全肉食非常昂貴，而這些抱怨很貴的人有一些都將錢花在一大堆營養補給品上，這裡要介紹當你執行生酮飲食時，你絕對不需要的營養品。

1. 鈣

在 1980、1990 年代，所有的醫生都會向人推薦使用鈣營養補充品，特別是女性，因為當時醫生認為這會讓你的骨質變得更強壯，但後來事實證明不是這樣，你在很多蔬菜或大骨湯、肉類之類的食物就能攝取到鈣，而且鈣要轉化成骨骼還需要維生素 D，過多鈣抵銷鎂反而不好。

2. 益生菌

在一些特殊情況下，像是使用抗生素、腹瀉之後，你或許需要服用 1 個月左右的益生菌補給品來恢復腸道的細菌環境，但在一般情況下，每天吃益生菌補給品，基本上就是浪費錢。

3. 維生素 C

生酮與全肉食本身就極抗炎，沒有額外攝取維生素 C 的必要，除了可以從天然食物攝取維生素 C 的生酮，全肉食對 C 的需求量其實更低。

4.MCT 油／防彈咖啡

弱化自己身體產酮的理由與能力。

6. 纖維補充品

完全不攝取纖維的全肉食者，排便更順暢。

7. 魚油／ Omega3

在飲食中添加鮭魚、沙丁魚、鱈魚肝、秋刀魚、鯖魚，效果會遠大於這些營養品。

8. 綠色粉末／綠色果汁

同第六種。

9. 膠原蛋白

天然食物裡就很多了，像是軟骨或皮膚。

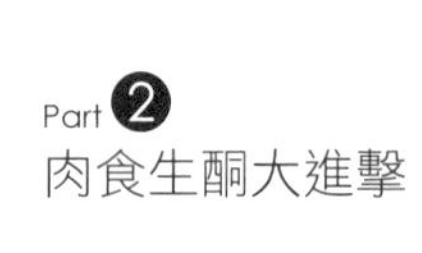

10. 綜合維他命

生酮飲食多元化，全肉食吃全食物，你就能擁有所有你所需的營養。

這些營養品常常使用化學配方，導致你實際上根本就沒有吸收進去，或是吸收利用率很差，多數最後只能隨著尿液被排出。

Chapter7

肉食生酮飲食法

基本上，飲食內容以**動物性食物**為主，若有對任何動物性食物過敏或不耐的，必須第一優先將這個最主要的主食去除，例如對蛋過敏，或是單純的蛋白或蛋黃過敏，就必須優先去除。要注意的是，如果你本身對蛋黃過敏，那麼你就必須多加注意從其他地方攝取硒，例如動物內臟。

不過，對蛋過敏的人可以先換成有機蛋試試看，有時候不是蛋的問題，而是飼料的問題。

蛋白質與脂肪沒有攝取上限，餐數也沒有，基本上你只要餓了或想吃就可以吃，植物類食物在肉食生酮裡也沒有固定的比例，你只要把握住一個大原則即可——植物類食物只是用來調味、點綴，讓食物口味更多層次、讓飲食能變得更好吃。無論如何，你所攝取的量都應當在身體可以合理耐受的範圍內。

其中你最必須注意的就是**種子類**、**豆類**及**茄科食物**：種子基本上在肉食生酮裡不會出現；茄科盡可能不要攝取，像是番茄，如果要用於料理，請務必去皮去子，量也不要大；最重要的是豆類，我實驗的結果是，豆類的影響極其巨大，這已經不只是過敏或不耐的問題了。

豆類會很大程度的干擾雌雄激素，當我戒除豆類沒多久之後，我能夠感受到雄激素上升（恢復）得非常明顯，甚至有回到十幾歲、二十幾歲的感覺，所以我也要建議你，豆類雖然在處理之後可以吃，例如發酵後，或是用壓力鍋粉碎凝集素之後，但你依然沒有辦法迴避雌激素的問題，所以豆類還是盡量能避則避為佳。

至於草飼與穀飼則不用太過在意，草飼當然很好，但穀飼也沒關係，這在其他篇章會詳細說明。

進入肉食飲食的三個階段性作法

每一個階段為期 30 天，除非你覺得吃起來很棒、身體的不適改善很多，否則其實不一定要進入第三階段，有奶蛋過敏的人可以直接進入第二階段，已經吃生酮飲食一陣子的人也可以直接從第二階段開始，30 ～ 60 天就可以開始進入肉食生酮了。

第一階段：適應期

1. 只要是肉類都行，包括海鮮、內臟
2. 可以喝咖啡跟茶（原本沒喝的人就不要喝）
3. 奶油、乳酪和鮮奶油

4. 蛋
5. 岩鹽或玫瑰鹽
6. 水
7. 大骨湯

第二階段：排除期

1. 只要是肉類都行，包括海鮮、內臟
2. 水
3. 岩鹽或玫瑰鹽
4. 大骨湯

第三階段：嚴格全肉食

1. 牛肉（草飼為佳，但不一定得用）
2. 水
3. 岩鹽或玫瑰鹽

進入肉食生酮後的食物選擇，你有兩種選擇方式，第一種是直接去做過敏原測試，那麼你就不用進入第三階段，因為第三階段之後是每一次回填一種肉類，如果會引起不舒服，代表這種肉類你必須排除，例如從豬肉、羊肉、雞鴨鵝、魚蝦貝類，再到蛋奶，直到動物類排除完畢後，再開始測試已經處理過的植物類。

第二種是透過完成第三階段下去測試，這是最好也是最準的作法，因為測過敏原雖然很方便，但也不是百分之百能反應身體的情況，即便第三階段真的很難，還是有很多案例是有人反而愛上這樣的飲食。

關於植物我可以吃什麼？

首先，必須要說明一下，即使你回填你可以吃的植物內容，在肉食生酮裡，植物與肉類的比例也應當是像下面圖片所示，請把植物當成小配角，只是為了豐富飲食內容，讓飲食口感層次更豐富，不用刻意加大植物的份量。

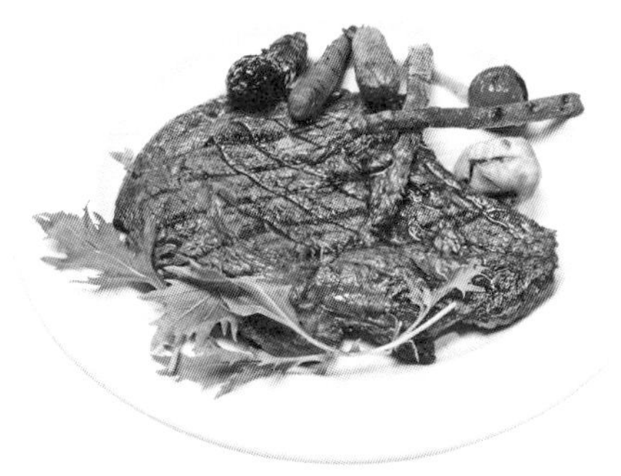

其次，在油品的選擇上，盡量是以動物油脂為主，植物油能不用就不要用。再者，即使是可以吃的植物，你依然有可能不能吃，因為你可能會對這項食物過敏。

所以，你可以透過過敏原的檢測先排除開，或是一次回填一樣植物，如果沒有不適，那就表示這項植物在烹調之後你是可以耐受的。

- **油品：**海藻油、橄欖油、椰子油、夏威夷果仁油（要注意，非常多人對夏威夷果過敏）、MCT 油、酪梨油、紫蘇油、核桃油（相當多人會過敏）、紅棕櫚油、玄米油。
- **堅果：**夏威夷果仁、核桃、開心果、美國山核桃、椰肉、椰奶、榛果、松子、巴西堅果、大麻子、亞麻子、車前子。
  堅果最好是作為調味、略灑在料理上，單吃太容易過量，而這也是一種很容易上癮的食物，要特別注意。
- **粉類：**椰子粉、杏仁粉、榛果粉、芝麻粉（子）、栗子粉、木薯粉、綠香蕉粉、地瓜粉、葡萄籽粉、葛根粉。
- **麵條類：**Cappello's 的義大利麵和其他麵條、Slim Pasta、蒟蒻麵條、海藻麵條、寒天麵條、韓國地瓜粉絲、蒟蒻米。
  如果你是做生酮飲食，即使可吃，碳水也要仔細計算，蒟蒻系列偶爾吃就好，它很容易影響食欲，導致營養攝取不足。
- **醋：**無加糖皆可。
- **酒：**調味少許皆可。
- **乳製品：**義大利帕瑪森乾酪、法國義大利奶油、法國義大利起司、水牛奶油、印度酥油、山羊乳優格（原味）、山羊起司、椰子優格、山羊或綿羊克菲爾優格、綿羊起司和優格、瑞士起司和優格（原味）、義大利莫扎瑞拉起司、乳清蛋白、有機濃稠鮮奶油、有機酸乳酪、有機乳酪起司。
- **香草與調味料：**除了辣椒其餘皆可，味噌與純豆釀無糖醬油也可。
  辣椒雖然是茄科且凝集素很多的植物，但偶爾、少許是沒關係

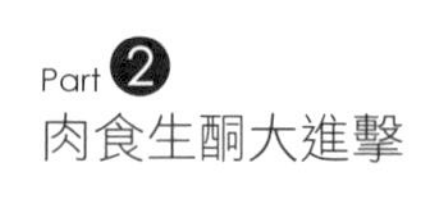

的，不過辣椒常常是農藥殘留量名列前茅的產品，所以如何選到好的辣椒就很重要了。

- **水果：**酪梨、藍莓、黑莓、覆盆子、草莓、櫻桃、西洋梨、奇異果（極多人會過敏）、蘋果、柑橘類（不可以果汁型態來攝取）、油桃、桃子、李子、杏桃、無花果、棗子、石榴。
  水果以當地當季為主，有機最佳。
- **十字花科蔬菜：**綠花椰菜、球芽甘藍、白花椰菜、青江菜、大白菜、瑞士甜菜、芝麻菜、西洋菜、羽衣甘藍葉、蕪菁、羽衣甘藍、高麗菜、紫高麗菜、紫葉菊苣、德國酸菜、韓式泡菜。
  十字花科蔬菜攝食時務必煮熟。
- **橄欖：**皆可。
- **其他蔬菜：**仙人掌葉、西洋芹、大蔥、韭菜、蝦夷蔥、洋蔥、菊苣、生胡蘿蔔、胡蘿蔔葉、小蘿蔔、生甜菜根、朝鮮薊、日本白蘿蔔、菊芋、棕櫚心、香菜、秋葵、蘆筍、大蒜、蘑菇、白蘿蔔（可生食）、胡蘿蔔（注意農藥、需清洗，勿生食）。
  番茄去皮去子之後可以酌量使用。
- **野菜：**紅葉和綠葉萵苣、茴香、蒲公英葉、蘿蔓生菜、菠菜、苦苣、奶油萵苣、闊葉苦苣、芥菜、京水菜、荷蘭芹、羅勒、薄荷、馬齒莧、紫蘇、海藻、海帶、海菜。
- **抗性澱粉：**青香蕉、猴麵包果、青大蕉、木薯、地瓜、大頭菜、絲蘭根、芹菜根、柿子、豆薯、芋頭、青木瓜、油莎豆、青芒果、小米、高粱、歐洲蘿蔔、蕪菁。

即使混合飲食或素食，也只能少量。

- **豆類：**以壓力鍋烹煮、粉碎凝集素後或發酵產品皆可食用，即使如此，還是盡量能避就避。
- **米：**白米、印度香米以壓力鍋烹調便可食用。

再聲明一次，因為偏肉食，所以即使可以，也必須很少量攝取植物類食物。

我能喝什麼飲料？

- **水：**這個沒有爭議，我也很想這一行寫完就直接結束這個話題。
- **氣泡水：**OK 的，但會胃食道逆流的人必須注意，有可能會讓症狀加劇。
- **稀釋蘋果醋：**OK 的。
- **檸檬水：**如果是 1000 毫升的水，切個 2 ～ 4 片，讓水裡有淡淡的檸檬香氣是 OK 的。
- **南非國寶茶：**一種直到目前為止從來沒看過有任何一個生酮專家反對的飲料，所以也是 OK 的。
- **咖啡因系列：**咖啡或茶類，我自己是不推薦，除了低碳本身較容易脫水、這些飲料利尿且可能讓身體進一步脫水之外，也有影響睡眠、大量消耗微量營養素及上癮的問題。

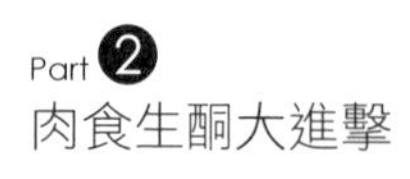

- **椰奶：**僅限少量入菜。
- **杏仁奶：**不推薦。
- **乳清：**只有增肌的人有必要喝，而且還是要在你對乳製品無過敏不耐的情況下，乳清基本上最好在重訓後 36 ～ 60 分鐘喝，別在運動前喝。乳製品向來是高升胰島素食物，乳清大概是裡頭火箭等級的升胰島素項目，運動前喝乳清會將你的血糖推離血管，降低血中能量，影響運動表現。

  絕大部分的人增肌其實不需要用到乳清，而我口中的乳清，指的是天然無添加的乳清，無代糖、色素、香料。
- **無糖洛神花茶：**對於降血壓、尿酸、減少脂肪肝都有很好效果，尤其是降血壓，有幾近藥物等級功效，且完全沒有副作用（但有使用降壓藥的人要先跟醫生溝通，避免雙重降壓導致危險）。
- **零卡汽水：**很糟。
- **酒：**最糟糕的東西，沒有之一，但料理時稍微灑一點料理米酒去腥是可以的，前提是你不會對酒精過敏不耐。

草飼與穀飼 & 有機與一般種植

之所以把這兩個放在一起比較是有原因的，因為在食物的選擇上，這兩者有著相當程度的相似性。一般健康飲食的書裡，教育我們的都是肉類要選擇草飼或放養，再不然就是野生的動物，而在蔬果方面則是極力要求有機種植物。

為什麼說這兩者有著相當程度的相似性呢？首先，我們從營養上面來看，穀飼與草飼的營養其實除了 Omega3 與 Omega6 的比例差距，以及 Omega6 偏高之外，其他的營養比例其實並沒有什麼太大的落差，尤其是草飼的脂肪含量非常低，所以整體 Omega3 的含量也很低，這也是為什麼草飼的油品貴到爆炸的原因。

所以，如果只是考慮營養的問題，**吃草飼與吃穀飼都沒有關係**，差別只在於**吃穀飼的人，只要一週挑個 2 天多吃富含 Omega3 油脂的魚就可以了**，像是鮭魚、鯖魚或秋刀魚之類的都很好。

那麼，一般種植與有機種植呢？其實營養價值也是差不多的，意外嗎？基因改造的先不論，一般種植跟有機種植的蔬果在科學測試之下，其營養含量與比例並沒有什麼落差。

但是，與穀飼、草飼的建議不一樣，我會建議你可以的話盡量都買可以信任的有機產品，因為問題不在於營養，在肉食生酮裡我們也不需要植物的營養，植物只是拿來點綴、起到讓口味豐富多元化的作用而已。

真正的問題是農藥，我們篩選了可用的植物後，其實已經很大程度降低了植物帶來的傷害。其次，我們再將植物的份量下降到只有點綴與調味之後，劑量也很難產生問題。然而，在可食使用的植物裡，依然有不少農藥殘留量名列前茅的品項，尤其臺灣又是農藥用量世界第一的國家。

有些農藥使用一些技巧還可以清除，但有些農藥本身會被植物吸收，成為植物的一部分，這個你再怎麼洗都沒有用。在現代，植物所帶來的危害不只有植物本身的毒素而已，還有人為的農藥殺蟲劑的影響，漸漸的，後者的殺傷力正逐漸接近並準備超越前者。

所以，你要吃穀飼或草飼都可以，野生或畜養都可以，但以蔬果來說，請在允許的情況下，還是盡可能找無農藥與天然化肥的種植產品比較好，可以進一步減少傷害。

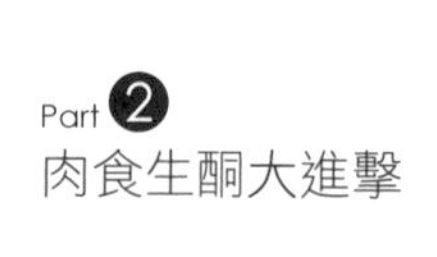

肉食生酮與斷食

基本上，肉食生酮與生酮 2.0 有些不一樣。使用生酮飲食時，大約 2 ～ 3 週就會自動進入減少餐數，甚至一整天都沒有食欲的狀態，這個時候就可以直接開始斷食，因為是沒有食欲才不吃，所以斷食起來一點壓力都沒有，但這種情況在肉食生酮裡會有不同的現象。

肉食生酮在剛開始吃時，每個人都會有不一樣的反應，很少人在過一陣子之後會一日三餐，絕大多數是一日兩餐，再來才是一日一餐。而且我們會想要斷食，主要是為了加速減肥，其次才是為了修復身體。

我個人建議，**執行肉食生酮時，初期完全不要去思考間歇性斷食與斷食**，就讓身體的食欲引導自己前進，身體會自己修復，至於吃幾餐都是對的，沒有錯誤。

也許你會擔心這樣是否會影響減重的速度，在國外確實是有這樣的案例，但那只是在適應期而已，身體受損越嚴重的人，例如長期營養不足、受到植物本身所具有的毒素危害（包含農藥），這個適應期就會越長，幾個月到一年的紀錄都有，體重會先呈現增加的狀態（但身體是舒服的），然後再開始減少（運動可以加速這個過程）。

無論如何，你都應該依照自己的食欲下去吃，先修復身體，讓身體達到穩定的狀態，你自然就會逐漸變成健康的體態。

但是，在我自己的實驗裡，加上其他人的實驗，直到目前為止，都尚未出現這種狀況。每個人都是餓了就餐餐吃到飽，中間甚至還常吃零食（自製的），體重下降的速度比起生酮 2.0 加間歇性斷食還要快，其中也有案例是之前體重卡關的人，即使斷食五天也沒有取得太大的進步，但在這樣想到就吃、一天吃好幾次的狀態下，體重反而直接突破新低。

所以，肉食生酮需要搭配間歇性斷食或斷食嗎？我認為，除非已經達到穩態，否則毋須考慮斷食，也就是說——如果你吃肉食生酮三個月後，除非體重沒有再下降，而且你的體態也離健康體態有差距，或是你本身的需求是不正常的低體脂（如健美選手），你才需要考慮加入斷食。

肉食生酮與生酮 2.0 在能減到什麼樣的體態上似乎沒有太大的差別，也許有略低一點，但總歸還是會停在身體喜歡的、覺得舒服的範圍，例如男生可能就落在 12 ～ 15%，女生 21 ～ 24%，這個健康的區間裡。

如果還想再進一步降低體脂，我們會在另外的篇幅介紹如何在這個基礎上，使用其他方式來進一步降低體脂。

肉食生酮與運動

講到肉食生酮與運動，就不能不提到一個人——文斯．吉龍達（Vince Gironda），不在健身界的人可能對他比較陌生，但我想阿諾．史瓦辛格（Arnold Schwarzenegger）大家應該就很熟了吧，而文斯正是阿諾的第一個教練，當時健身界的一堆知名大咖都曾在文斯的健身房鍛鍊過。

文斯是一個極具爭議性的人，在普遍以碳水化合物作為運動能量的年代，文斯的飲食法在當時是極具爭議的。

有很多人認為，文斯是健身界最早的生酮先驅，其實在更早之前古希臘的運動員就已經這麼做了，與其說他們是接近現代的生酮飲食，不如說文斯與古希臘運動員是接近全肉食。

文斯提出了一個非常有名的「牛排與蛋飲食法」，這個飲食法也非常簡單，每天進食 2 次，每次吃 12 盎司的牛排與 4 顆蛋，烹調使用牛油，調味使用鹽。對，你沒看錯，就這麼簡單！

文斯的牛排與蛋飲食法還有搭配自製奶昔，內容是 12 顆蛋加生牛乳、乳清蛋白粉還有奶油打成增肌奶昔，文斯一天會喝 2 杯，這個作法應該是文斯增肌期在使用的，減脂期文斯不會碰牛奶。

另外，文斯提出搭配牛排與蛋飲食法的另一個作法，叫做 5/1 循環，也就是——牛排與蛋吃 5 天，然後作弊 1 天。這邊有一個很有趣的地方，國外對於第 6 天作弊有兩派說法。

第一派支持這一天是補碳日，飲食要以碳水化合物為主，而且是優質的碳水化合物，也認為這就是最早開始的循環式補碳，而這個補碳日有沒有都沒關係。我個人是支持第二派，因為文斯很清楚的說，這一天是 cheat day，你可以吃任何你想吃的東西但份量要控制在身體總代謝＋ 300 大卡左右，顯然這並非補碳日。

為什麼這麼說？增肌需要的要素是什麼？足夠的訓練量、足夠的微量營養素、足夠的熱量、足夠的蛋白質與足夠良好的睡眠時間。在這 5 天裡，其實你的蛋白質與微量營養素都不會缺，最缺的大概就是熱量。

我們必須了解到，越接近原始人類的飲食就越受到人本身的食欲監控，所以，你若想吃超過自身的需求量是非常困難的，而增肌則是需要超過總代謝量的一定程度才能有比較好效果。

如果你不使用會誤導食欲的飲食方式，你真的很難吃進超過身體所需的熱量，即使是優質碳水化合物也一樣，這個時候空的熱量反而能產生比較好的效果。另外，也是可以從文斯自製的奶昔發現這個問題，因為用喝的方式才會讓自體食欲監控系統還來不及反應，熱量就已經進去了，所以我個人是支持第二派的說法。

文斯還創造了一種 8x8 的訓練法來搭配這一套飲食，不得不說，文斯被稱為健美界的一代宗師真的是實至名歸。

這邊得提醒一下，身體攜帶大量肌肉與極少量體脂其實都不是身體原本想要的，大量的肌肉還好，但極低的體脂對身體真的不好，除非有特殊需求，否則我還是會建議常態**維持在健康的體脂率就好**。

By the way，我們從資料照片中即可看到，就算文斯到了五十幾歲時，他的體態還是能屌打當時一半以上的健美選手，雖然很多人對他的作法產生質疑，但結果就是最好的證明。

8x8 訓練法

這是文斯．吉龍達提出的訓練法，特別用來搭配全肉食 5/1 增肌法的訓練，強度非常高，所以比較適合中高階以上的人使用，一般健身愛好者不要貿然嘗試，循序漸進就可以了，做得對一樣可以同步增肌與減脂。
8x8 訓練法就是每週 5 天的訓練，每天 1 個部位，選 4 ～ 5 個動作，每個動作共做 8 組，每組 8 下，強度的重量挑選約為 65％的重量，組間休息時間為 15 ～ 30 秒（腿部可以再久一點）。

訓練時重量不變，至少前 4 組都要能夠做到 8 下，第 5 組開始不到 8 下是 OK 的，該動作 8 組都能 8 下時要增加重量。

由於這個訓練強度非常高，所以每訓練 3 週，第 4 週就要做減量訓練，重量下降到一半即可，每一個課表可以執行 8 ～ 12 週，再來就要變換課表，改變對肌肉的刺激。

這個訓練若是做不好，非常容易讓身體過度疲勞，或是造成神經過度疲勞，所以一旦發現睡一覺起來身體無法恢復，就必須進行退階（減少強度）。

我自己實測的效果非常好，以下提供我做的一個課表給各位參考。

8×8 訓練課表

組間休息時間 15 ～ 30 秒，重量選至少前 4 組能完成 8 下的重量，後 4 組盡力即可，當 6 ～ 7 組能完成 8 下時則需微幅增加重量、離心 2 秒、中間勿停頓休息，極力創造代謝壓力。

週一：背

1. 正握單槓
2. 正握頸前下拉
3. 坐姿搥握划船
4. T bar
5. 啞鈴斜板划船

週二：手臂

1. 滑索正握三頭伸展
2. 史密斯窄推
3. 地板臥推

4. 啞鈴彎舉＋肩推
5. 反握單槓（或反握頸前下拉）
6. 法式三頭伸展

週三：腿

1. 背蹲舉
2. 腿伸舉
3. 腿推舉
4. 壺鈴單腳直膝硬舉
5. 腿彎舉

週四：胸

1. 史密斯上胸推
2. 啞鈴臥推
3. 伏地挺身
4. 啞鈴過頂舉
5. 滑索胸推

週五：三角

1. 啞鈴立姿肩上推
2. 史密斯肩上推
3. 啞鈴立姿飛鳥
4. 壺鈴前擺舉
5. 啞鈴俯姿後三角

你可以在每天的訓練裡加入一些腹部核心的動作，也可以在第 6 天，單獨訓練核心和進行功能性的訓練，另外提醒一下，一定要非常重視伸展，否則很容易無法進步或受傷。

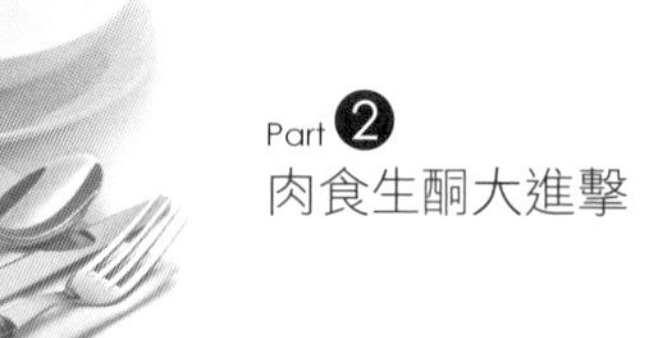

肉食生酮減脂法

在開始之前我必須強調，其實你**正常吃就可以達到很健康的體脂率**，也就是你身體喜歡的健康狀態，只要搭配重訓增加肌肉量，就可以有非常好看的身材，所以**如果沒有特殊情況，實在不用特別減脂**。

我們的體脂肪不會像一般動物那麼低是有原因的，主要是為了我們那異於一般動物大小的大腦而來，所以我們需要比較高的體脂，以確保隨時有足夠的能量供給超級耗能的大腦使用。

一旦體脂過低，就會產生很多不健康或不適的情況，例如：抑鬱、腦霧、性欲低落、皮膚乾燥、斷經、免疫力下降、內分泌失調等。所以，所有的醫學建議通常不建議男生體脂肪低於 12%、女生不建議低於 18%，但若要擁有媒體上常讓你看到的線條分明的肌肉，你的體脂率就必須低於這個數字，而且可能還要經過脫水、上色、修圖、抓角度、好的光線等等。誠心建議大家健康才是首要，不要讓審美觀一直被媒體綁架。

有些時候，這些狀態你還是必須要有的，例如你本身是健美選手，平常也很好的保持在 15%左右，賽期才會低於 10%。有些人是因為模特兒拍照需要，有些人是夏天要去海邊拍照，這些短期性的體脂變化，對身體不至於產生太大的傷害。那麼，就讓我們來看看有什麼方法能讓體脂肪降低到突破身體界線吧。

突破身體界線的減脂方法

我們前面有提到，這個狀態不是身體所喜愛的，所以若要達到這個狀態，我們也不能太聽從身體的聲音，至於這個過程會不會對身體造成傷害，老實說，多多少少都會，只是短期內不會影響太大就是了。

1. 間歇性斷食

之前我們都是採取依照食欲——餓了就吃，但是如果要持續減脂，可以加入間歇性斷食的作法。

2. 長時間斷食

如果間歇性斷食降下來的程度還達不到你的標準，那麼你可以定期延長時間做較長時間的斷食，但我會建議**一次最多 48 小時就好，一週最多做 1 次 48 斷食。**

請注意，我講的斷食都只有一種，那就是清水斷食。

3. 增加低脂飲食（瘦肉）

增加低脂飲食下去做循環，3 天吃瘦肉，第 4 天把脂肪加回來變高脂飲食，每 4 天一個循環，低脂肪的海鮮在這個時候是相當不錯的選擇。

4. 調整運動比例

逐漸降低重訓的訓練量，並提高有氧的比例，重訓最少最少一週還是要有 2 天的時間，最好相隔 3 天左右，至於有氧運動，最多不要超過 45 分鐘，20 ～ 45 分鐘之間都可以，在這個範圍內設定一個時間就好，接下來就是逐漸增加強度，時間則不要再延長了。

肉食生酮增肌法

基本上，只要有在做重訓，並搭配肉食生酮飲食法，你的肌肉量還是可以成長到一個相當不錯的程度，但有些人也許對於身體自然的肌肉攜帶量並不滿意，或想要加速這個過程，所以才會產生健康飲食的增肌法。

首先，我們必須知道，**大量的肌肉、過高與過低的體脂對身體來說都不是身體想要的，那是你想要的**，所以，我們不能使用常規的作法，也就是說——我們不能聆聽身體的聲音。相反的，我們必須誤導身體的監控，而這也是為什麼碳水增肌的效率會這麼好的原因，因為**碳水化合物能夠誤導飲食。**

其次，**我們單靠飲食增肌是行不通的，如果沒有足夠強度的重訓與充足良好的睡眠，你只會長出一堆脂肪而已。**

以下我提出幾種作法，你可以選擇對自己有用的方式下去執行：

逐漸增加食物的量

首先，先記錄自己每天進食大概所需的份量，接下來每週增加 100 ～ 200 大卡的熱量攝取。

也就是說——你可能必須增加餐數，也必須在不餓的時間也吃，只要攝取到體重能逐漸上升、每週增加超過 0.2 公斤、但低於 0.3 公斤即可；若是增加太多，那麼增加的可能是脂肪居多。

我最推薦的就是這種方式，因為這最健康，也最不容易增加脂肪，直到你再也吃不下、體重也上不去了，再來嘗試其他方式即可。

攝取乳清蛋白

乳清蛋白是高升胰島素食物，也會誤導食欲，對一般人來說不是一件好事，可是對於要增肌的人來說恰恰相反：我們需要胰島素來合成肌肉，我們也需要食欲被誤導來攝取更多的熱量。在乳清的選擇上，會建議完全天然無添加的原味乳清蛋白，畢竟香料、調味劑、代糖對身體會造成的傷害，我們實在沒有必要去攝取，否則就是本末倒置的作法。

乳清蛋白的攝取建議是早晚各 1 次，份量從 30 ～ 50 公克視自己體重增加的情況下去調整，與上面所說的一樣，先去記錄每週的體重成長，再下去增減份量。切記，還是要以食物攝取為主，能多吃就多吃，乳清蛋白只是輔助而已。

你也可以嘗試文斯的奶昔製作法，將乳清、全脂牛奶、生雞蛋、奶油打成奶昔，份量可以逐漸增加，文斯是一天攝取 2 次，份量也是慢慢增加就好。可以從 2 顆雞蛋開始試試，奶油也是一樣，不要一次太多，否則增加的很可能是脂肪居多。

5/1 循環法

5/1 循環法就是吃 5 天的肉食生酮，在第 6 天加入作弊日——所謂的「作弊日」，顧名思義就是隨便你愛吃什麼不健康的就吃什麼不健康的，但有兩個前提，那就是過敏與不耐的食物還是要避免。其次，熱量抓總代謝＋ 300 大卡就好。

這一天基本上是為了衝高熱量而設定，所以你不用太擔心營養的問題，因為我們平常攝取的營養就足夠使用了。

5/1 只是一個設定，如果你胖得太快，你可以減少作弊的份量或餐數，延長天數也是可以，但我個人會比較推薦控制餐數與份量。

即使是作弊日，酒精與含糖飲料我還是建議盡量不要攝取，這是爛到不能再爛的選項，尤其是酒精。

5/1 循環增肌的一些重點

如果你今天使用的是增加餐數、擴大熱量補充並添加乳清蛋白的增肌法，那麼以下這些事你就不用在意。

1. 飲酒

雖然 5/1 循環增肌的作弊日是品項任意吃、隨意吃，但酒精卻是其中的例外，酒精對於增肌沒有任何好處。相反的，酒精可能會把你的努力都打翻掉，所以即使是 5/1 循環的作弊日，酒精也應該是你完全不要碰的選項，但一般用於烹調的少許料理米酒則不在此限。

2. 體重測量比對的時機

一般來說，測量體重都是每週選固定的一天做比對，例如每星期一起床未進食前，如果有拍照與測量身體圍度，也最好都是在這個時機點。

但是，如果你是 5/1 循環的使用者，這個測量時機就必須稍微修改一下，由於有碳水化合物的介入，所以身體綁水與糞便堆積的情況就很容易影響測量結果。測量時間最好是訂在**每一個作弊日之前的最後一天**，一樣是起床後未進食前測量。

這樣就可以迴避掉水分的影響，因為到了第 5 天，該燒的碳水化合物都燒完了，該排的水分也排出去了，碳水化合物留下來的大容積糞便也應該在吃完的兩天內排出，所以這個時間點測量是最好的。

3. 體重增加的速率

人的肌肉量是有上限的，你不可能無限增肌，當你越靠近這個極限，你增肌的難度與所需的時間就會增加很多。

新手與中階的人 1 個月大概能成長 0.5 ～ 1 公斤的肌肉，中高階的人可能要 2 個月才能增加 0.5 公斤的肌肉，高階的人要再增長上去的時間則需要更久。

所以，你可以大概看看自己的情況，依照體重增加的速度下去調整作弊日所吃的份量多寡，每週比對體重只要平均增加大概 0.2 ～ 0.3 就夠了，否則你不是增肌，而是增脂。

4. 運動與睡眠

基本上，不管你再怎麼吃，只要沒有足夠強度的運動與充足的睡眠，你就無法增肌，所以，如果你飲食做得很好卻依然沒有進步，你就要停止找飲食的麻煩，好好檢視自己的運動與睡眠，因為問題可能不是出在飲食上。

5. 吃飽不吃撐

即使是作弊日，也請不要卯起來猛吃，而且是吃到很難受的那一種。

6. 只是維持，並非增肌

如果你的 5/1 循環並不是為了增肌，而是為了口欲，而你也沒打算增肌，那麼就要注意讓體重維持在一定的數字之內，最好是 2 公斤以內的數字。

例如，讓自己維持在 47 ～ 49 公斤，超過 49 就不要再作弊了，等到低於 47 公斤再開始作弊，否則就是延長作弊時間 6/1、7/1 之類的；減少作弊的餐數與份量也是一種作法。

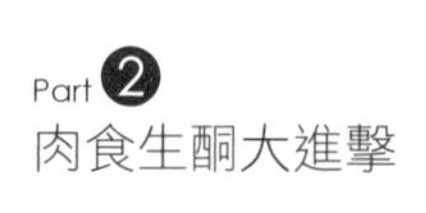

有些人非常厲害，知道可以作弊就像是被鬼附身一樣，根本是用生命在吃，但你不需要這樣。

7. 盡量以自己烹調的食物為主

我知道這聽起來很掃興，但自己煮的東西裡頭放了什麼自己最清楚，也可以選擇自己喜歡的食材，像是咖哩飯、滷肉飯、義大利麵，甚至是自己做的甜點，這樣不但可以避免掉一些不好的添加物，如大豆沙拉油之類的，也可以減少非自製零食、餅乾的攝取份量，減輕身體負擔。

增肌、減脂的時機點

相信對絕大部分的人來說，大家都是希望增肌、減脂能夠同步進行，那麼是否能同步進行呢？可以，但必須在幾個特定的條件下才有可能。

健身新手

在你肌肉特別虛弱的情況下，相較於健身老手，長肌肉與增加體能的速度根本像是在飛一樣，所以，新手基本上即使只吃生酮飲食，毋須乳清蛋白，也毋須作弊循環，只要確保吃得正確、練得正確、睡得夠飽，在壓力正常的情況下，增肌與減脂會自然發生。因此，常常有人在開始吃生酮飲食時也開始重訓，一段時間後便覺得自己的身材與體能越來越好，但體重卻沒什麼改變，直到測了 inbody 之後才發現肌肉增加了不少，體脂也下降了很多。

體脂肪足夠的人

體脂肪越高的人，當你在肌肉量不是很高的情況下，只要蛋白質足夠、睡飽、訓練正確，即使吃的熱量離總代謝差距很大，你還是可以很順利的增肌與減脂，因為熱量缺口會由自身的體脂肪供應，在這種情況下也不用特地增加餐數，只要確保原則正確即可。

肌肉未達極限的運動員

前提是，肌肉未達天然上限且還有一定程度的體脂肪，例如 12 ～ 15%左右，這樣計算熱量便可創造一個小的熱量缺口，是有機會同時增肌與減脂的，但速度會很慢很慢就是了。另外，一般人下去備餐計算也會算得很累。

如果希望輕鬆一點，可以採取體脂率設立點計算法，也就是男生只要超過體脂率 18%、女生超過 28%，一律都從生酮飲食加運動開始，一直到男生體脂率 12%、女生 21%再開始增肌即可。增肌可以設定增加到男生體脂率 18%、女生 26%就回到減脂模式，如此反覆，直到達到你喜歡的體態為止。

達到體態之後，希望可以在理想體態 2 公斤的範圍內遊走 2 年，例如男生 78 公斤是理想體態，那麼就維持在 77 ～ 79 公斤之間，79 公斤時就開始減，減到 77 公斤時就可以比較放鬆，維持 2 年就可以打造出不易胖的體質。

身體是有記憶能量的，當身體習慣這樣的狀態，而且內分泌平衡後，

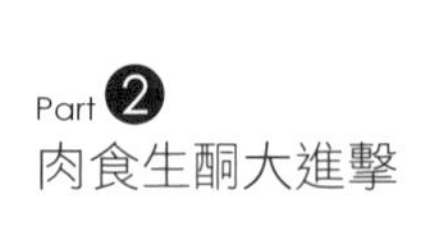

過年或出國偶爾放開吃個一週，你的體重及體態要嘛不會有太大的變化，要嘛就是可以在短短幾天內就回到原來的樣子。

當你作弊之後

在特定的節日，我們總會收到非常多讓你無法拒絕的人情禮物，不僅是他人心意，這些東西還非常好吃，像是端午粽子與中秋月餅之類的食物，所以很多人就延伸出一個問題來了。

肉食生酮作弊之後，是否要使用斷食或斷食加運動來使自己盡快回復到最好的狀態呢？

你有沒有注意到，5/1 循環裡其實並沒有斷食這個步驟？

當然，如果今天你趕時間，而且目標又是減脂，那麼我會建議你，適當加入斷食是 OK 的，但在沒有趕時間的情況下，我覺得沒有必要。

斷食固然會提高代謝，但大量進食也會，也許你已經注意到，當你大量進食時身體會比較熱，體溫也會比較高。

增肌的其中一個必要選項，就是多餘的熱量。

所以，在作弊的隔天，你其實不一定要斷食，但在訓練的當天或隔天採取中高強度的肌肥大訓練課程，會是一個非常好的選擇。當然，能隔兩天會更好。

善用這些資源並讓身體變得更強壯，這才是一件最有價值的事。況且，這樣做也會讓你距離下一次能作弊的時間更短。

不過，還是要提醒大家，請不要選擇性閱讀，作弊絕對不是可以過於頻繁的事。

肉食生酮懶人操作法

有些人或許還是不太清楚，或者說，沒有頭緒應該怎麼吃才能達到飲食的平衡。所以，我設計了一個一週飲食的方向與概念，讓大家更有方向知道該怎麼下去吃。

我會列入每一天一定要吃的主要東西，其他的就隨各位自己安排。

舉例如下：

時間	主要
星期一	1. 牛肉或豬肉或其他紅肉 2. 大骨湯（推薦拿大骨湯來做清燉牛肉湯）

如果對蛋不會過敏，那最好每天都有。蔬菜若要有，就在可以用的蔬菜裡酌量搭配就好。不是在當日吃的其他日主要食材拿來作搭配，都是 OK 的，例如當天吃鮭魚，還是可以搭配吃紅肉與內臟。

時間	主要
星期一	1. 牛肉或豬肉或其他紅肉 2. 大骨湯（推薦拿大骨湯來做清燉牛肉湯）

星期二	1. Omega3 含量高的魚，如：鮭魚、鯖魚、秋刀魚。 2. 紫菜
星期三	1. 牛肝、豬肝或鱈魚肝（罐頭），如果是雞肝，份量就要多一點。 2. 泡菜或德國酸菜（最好自製）
星期四	1. 牛肉或豬肉或其他紅肉。 2. 大骨湯（推薦拿大骨湯來做清燉牛肉湯）
星期五	1. Omega3 含量高的魚，如：鮭魚、鯖魚、秋刀魚。 2. 紫菜
星期六	1. 牛肝、豬肝或鱈魚肝（罐頭），如果是雞肝，份量就要多一點。 2. 泡菜或德國酸菜（最好自製）
星期日	以肉食生酮的標準，隨意做菜。

以這樣的方式來操作，基本上營養可以非常的全面，不僅方便，也容易記憶。另外，必須提醒一點，紫菜不是植物，是海中互生藻類生物的統稱。

自製生酮電解質補給飲料

開始進入生酮飲食時，很容易因為排水腫，導致電解質產生變化，這會引起酮流感／生酮不適症，包括進入酮症。

酮流感不是真正的流感，也不具傳染性，但會讓你不舒服幾天。

貝里醫生設計了一種生酮專用的電解質飲料 Ketorade 來優化你的電解質，解決這個問題。

首先，你需要用玻璃容器來製作這種飲料（貝里醫生使用容量 1 公升的玻璃瓶）。如果是塑料容器，可能會對健康產生負面影響，而且無法與某些精油很好地起反應。

一次至少製作 1 公升，就能維持一整天。

在 1 公升的玻璃容器中：

- ½ 顆萊姆汁／檸檬汁
- 2 大匙（約 30ml）含酵母的蘋果醋
- ½ 茶匙無鈉鹽（Nu-Salt，也稱為 No-Salt 或 Lite-Salt，主要成分是氯化鉀）或直接買氯化鉀來加就好
- ½ 茶匙未加工的海鹽（玫瑰鹽、灰色、黑色）
- 5 ～ 10 滴有機甜葉菊提取物（這個不要最好，會引起賀爾蒙釋放的連鎖反應，尤其是有嚴重糖癮的人）
- 用氣泡水填充至滿（過程會產生氣泡，要慢慢加）

如果你怕蘋果醋的味道，或是喜歡有點香氣，可以滴 1 滴可食用精油。

如果有肌肉痙攣、便秘或睡眠困難的問題，可以添加 1 滴鎂。

你可以依自已喜歡的味道，來調整甜葉菊、萊姆／檸檬和精油的量。如果在斷食期間想喝這個飲料，請不要使用甜葉菊。

這款 Ketorade，可以大幅改善你的健康和電解質。

Chapter8

馬丁教練的實戰工坊

第一階段飲食計畫：適應期

肉類	只要是肉或魚、海鮮皆可放進菜單。
額外可攝食的	• 咖啡和茶（適合咖啡成癮者逐步戒斷） • 酥油（澄清奶油）、奶油、乳酪和鮮奶油 • 雞蛋
補充劑（適應期）	• 喜馬拉雅玫瑰鹽 • 電解質 • 其他（如果有消化問題，例如胃酸不足者）：脂酶、甜菜鹼鹽酸鹽、牛膽汁

第二階段飲食計畫：正式執行

肉類	只要是肉或魚、海鮮皆可放進菜單。
額外可攝食的	凡是清單允許的食材皆可以，植物類主要以點綴、提味為主，主食要以動物類為主，極力避免豆類。 • 雞蛋

備註	依照肉食生酮作法與食譜下去進行。

第三階段飲食計畫：正式執行

乳清蛋白增肌法	• 除了用喝的方式增加蛋白質，也可以同時增加熱量，利用乳清的高升胰島素合成肌肉，並誘騙食欲以增加熱量攝取的窗口。 • 乳清蛋白選擇原味無添加，避開色素、代糖（一般乳清幾乎全是阿斯巴甜或蔗糖素）。
肉類	只要是肉或魚、海鮮皆可放進菜單。
額外可攝食的	凡是清單允許的食材皆可以，植物類主要以點綴、提味為主，主食要以動物類為主，極力避免豆類。 • 雞蛋 • 每日攝取 2 次 50 公克原味無添加乳清蛋白，理想為運動後與睡前，如果肌肉量無法順利提高，那就逐次添加額外的內容，例如：雞蛋、全脂牛奶、奶油。
備註	依照肉食生酮作法與食譜下去進行。

第四階段飲食計畫：正式執行

5/1 循環法	• 連續 5 天執行肉食生酮飲食法，1 天進行作弊，每 6 天一個循環。 • 作弊日不限餐數，不限內容。
乳清蛋白增肌法	• 除了用喝的方式增加蛋白質，也可以同時增加熱量，利用乳清的高升胰島素合成肌肉，並誘騙食欲以增加熱量攝取的窗口。 • 乳清蛋白選擇原味無添加，避開色素、代糖（一般乳清幾乎全是阿斯巴甜或蔗糖素）。
肉類	只要是肉或魚、海鮮皆可放進菜單。

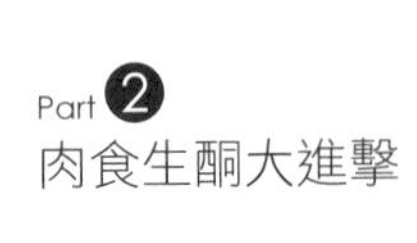

額外 可攝食的	凡是清單允許的食材皆可以，植物類主要以點綴、提味為主，主食要以動物類為主，極力避免豆類。 • 雞蛋 • 每日攝取 2 次 50 公克原味無添加乳清蛋白，理想為運動後與睡前，如果肌肉量無法順利提高，那就逐次添加額外的內容，例如：雞蛋、全脂牛奶、奶油。
備註	依照肉食生酮作法與食譜下去進行。

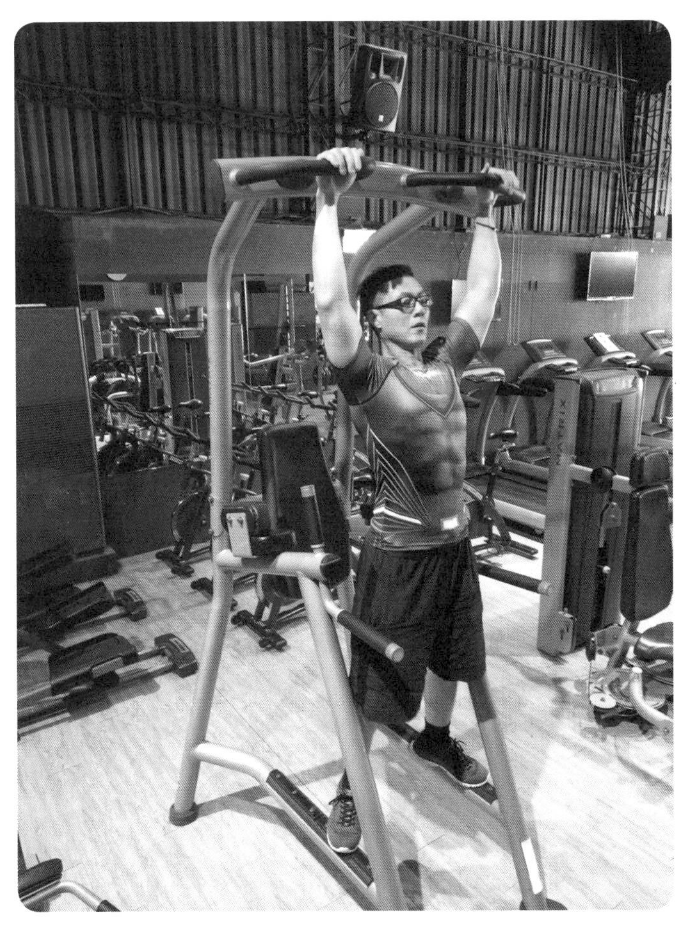

Part

3

肉食生酮料理進行式

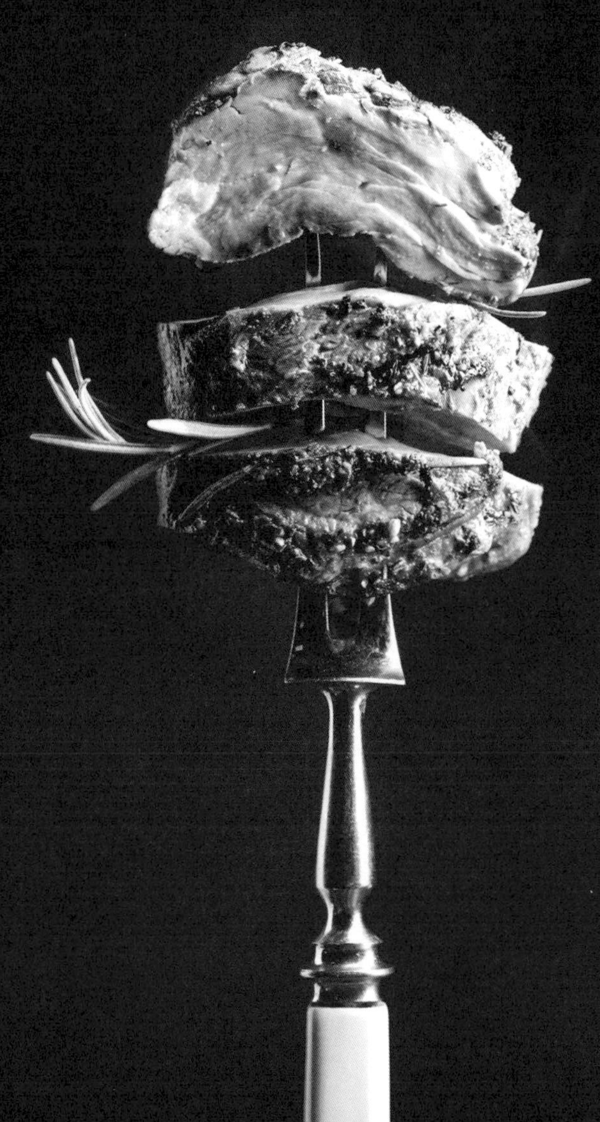

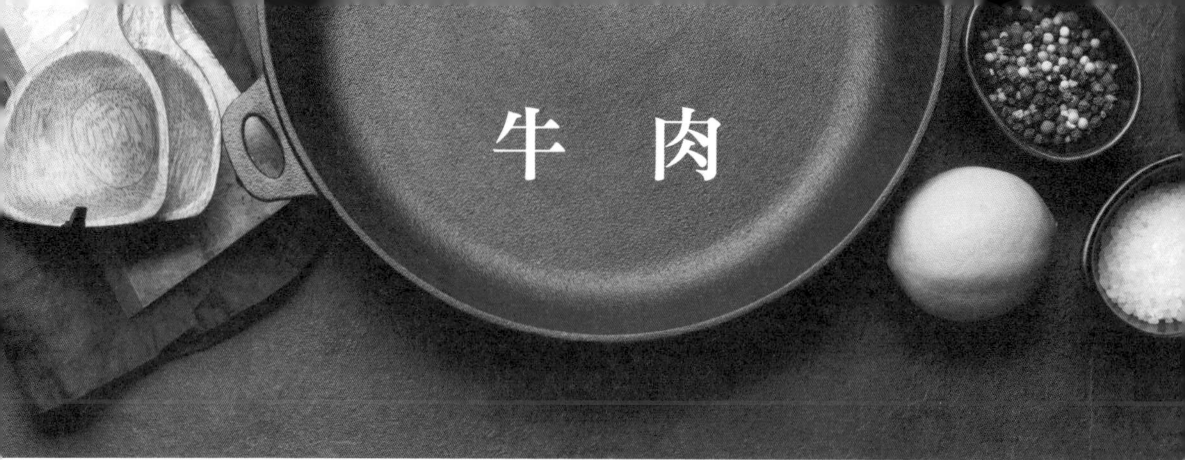

清燉牛肉湯

材料

牛肋條、油、鹽、香菜、白胡椒、白蘿蔔、料理米酒、月桂葉、八角、水

作法

① 牛肋條切塊，熱油鍋後，牛肋條下鍋翻炒至無血色。

② 鹽、胡椒、料理米酒調味，加入白蘿蔔、月桂葉、八角、水。

③ 煮滾後，轉小火加蓋燉煮（或以電鍋燉煮），煮至牛肋條軟爛，灑上香菜即可盛盤。

煎牛排

材料

牛排、鹽、油、奶油、蒜頭、百里香、黑胡椒粉

配菜：蘆筍、花椰菜、蛋、干貝

作法

① 讓冷藏牛排在室溫下回溫約 30 分鐘，用廚房紙巾擦乾表面的血水。

② 灑鹽，可以比平常的量再多一點。開始熱油，冒煙後再放入牛排，1 分鐘換一面煎。

③ 煎完兩面後，再加入奶油、蒜頭、百里香（注意，不要太早擺進去，因為容易焦）。

④ 煎至喜歡的熟度後起鍋，灑黑胡椒粉，靜置 5 分鐘再切開，這樣肉汁才會鎖在裡面，才能吃到軟嫩又多汁的牛排。

⑤ 另起一個鍋子，熱鍋後下一點點油來煎蘆筍、花椰菜、蛋及干貝，起鍋前加入少許的奶油。與牛排放置同一盤中，即可上桌。

烤牛排

材料

牛排、油、奶油、鹽、黑胡椒粉

配菜：蘆筍、花椰菜、蛋、干貝

作法

① 先放油或奶油煎牛排（記得灑一點鹽）。以 3 公分厚的牛排為例，第一面煎 30 秒後，再翻到第二面煎 30 秒。如果是更厚一點的牛排，一面就需要煎 1 分鐘。

② 牛排兩面煎好後，照理說已經上色了，這時就可以放進烤箱（氣炸鍋也可以）以 180 度烤 5 分鐘。這樣出爐時約 5 ～ 7 分熟（熟度請依自己的喜好增減時間）。

③ 牛排出爐時，灑黑胡椒粉，靜置 5 分鐘後再切開，這樣肉汁才會鎖在

裡面，才能吃到軟嫩又多汁的牛排。

④ 另起一個鍋子，熱鍋後下一點點油來煎蘆筍、花椰菜、蛋及干貝，起鍋前加入少許的奶油。與牛排放置同一盤中，即可上桌。

蔥爆牛肉

材料

牛肉絲、蔥、蒜末、鹽、純豆醬油、豬油 1 匙

作法

① 牛肉絲加入純豆醬油，略醃 30 分鐘。

② 熱鍋下豬油，放蔥白、蒜爆香，接著下牛肉炒熟，視味道再加鹽調味，最後加上蔥綠略炒後起鍋。

塔香牛肉

材料

油、九層塔、蒜末、鹽、純豆醬油、牛肉

作法

① 牛肉加入純豆醬油，醃 5 分鐘。

② 起油鍋爆香蒜末、九層塔，加入已醃好的牛肉，拌炒至想要的熟度。加鹽調味，起鍋。

泡菜牛肉

材料

油、泡菜、牛肉、蒜末、蔥花、純豆醬油

作法

① 熱鍋下油，以蒜末爆香，將牛肉炒至半熟。

② 下泡菜與醬油調味，炒熟後灑上蔥花即可盛盤。

漢堡排

材料

油、洋蔥、橄欖油、牛絞肉、豬絞肉、雞蛋、鹽、胡椒、水、料理米酒、醬油

作法

① 預先將牛絞肉和豬絞肉放入冷凍庫備用約 30 分鐘。將洋蔥切末，熱油鍋，洋蔥下鍋後翻炒至透明焦香，盛盤備用。

② 從冰箱取出牛絞肉與豬絞肉，加入全蛋液及炒好已降溫的洋蔥，以適量的鹽及胡椒調味後，迅速攪拌均勻至有黏性（避免降溫影響乳化，不易成形）。

③ 將步驟 2 的混合物分成數等份，每等份甩打排出多餘的空氣並揉捏成形後，熱油下鍋，加蓋煎熟，煎至雙面熟透。

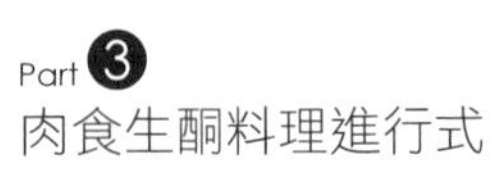

④ 將鍋底剩餘的肉汁加入水、料理米酒、醬油、胡椒，煮到水分收乾至濃稠狀後，淋上漢堡排即可盛盤食用。

滷牛肉

材料

牛腱適量、蔥、薑、八角 2 粒（可放可不放）、月桂葉、純豆醬油、鹽、水、油

配菜：花椰菜（為熟食，以水汆燙為主）

作法

① 先煮一鍋滾水放在旁邊。蔥跟薑用油爆香，然後放八角、月桂葉下去炒香。不用炒太久，加水下去煮滾後，就可以倒進旁邊那鍋滾水中，最後加入醬油和鹽（鹹味主要來自鹽，而不是醬油，醬油只是提味和增色而已）。

② 放入整條牛腱，水一定要完全蓋過牛腱。蓋上鍋蓋，小火煮 2.5 小時，萬一中途水變少了，記得要加熱水，而不是冷水，因為加冷水牛腱會變硬，口感就不好了。

③ 關火後，將鍋蓋繼續蓋著悶煮，等到放涼後再放進冰箱，隔天切片時再加熱。

④ 擺盤時，以汆燙的花椰菜做搭配。

洋蔥炒牛肉

材料

牛肉切絲、洋蔥切絲、蒜末、豬油 1 匙、鹽、白胡椒少許

作法

① 牛肉絲加鹽、白胡椒，抓醃備用。

② 熱鍋下油，放入蒜末、洋蔥爆香，加入牛肉絲，拌炒至熟後起鍋。

生菜包牛肉末

材料

牛絞肉、純豆醬油、蒜末、九層塔、蘿蔓生菜、油、黑胡椒（調味用）、鹽（調味用）

作法

① 牛絞肉加入純豆醬油，抓醃 5 分鐘。九層塔、蒜頭切末備用。

② 熱鍋下油，放入蒜末、九層塔末爆香。

③ 放入已醃好的牛絞肉，拌炒至熟後起鍋。起鍋前可依個人口味添加黑胡椒、鹽調味。

④ 食用時，以蘿蔓生菜包肉末吃。

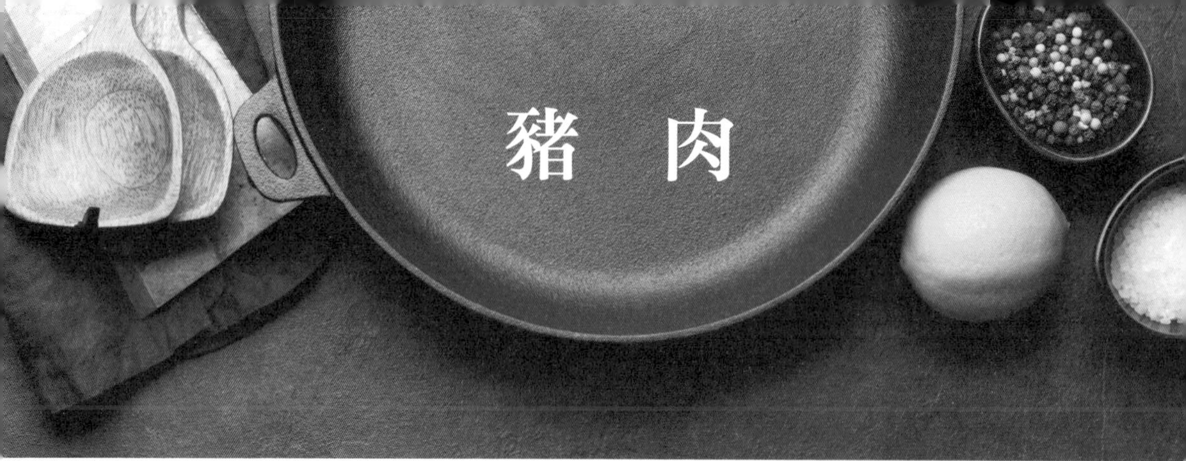

烤豬肉

材料

五花肉、鹽、胡椒

作法

三層肉撒鹽、胡椒，放入小烤箱烤熟即可。

洋蔥炒豬肉

材料

洋蔥、豬肉、純豆醬油、蒜末、九層塔、料理米酒、水

作法

① 洋蔥逆紋切絲，下鍋乾炒，再放入豬肉片，煸炒出油脂。

② 加入蒜末繼續炒出香味，加入適量的料理米酒和水煮開，以些許醬油調味，最後加入九層塔，翻炒均勻後即可盛盤。

泡菜炒豬肉

▍材料

泡菜、蒜末、豬肉片

▍作法

豬肉片下鍋煸炒出油脂後，下蒜末翻炒出香味，加入泡菜，略為翻炒後即可上桌。

蔥爆肉絲

▍材料

梅花豬肉片、洋蔥、蔥、蒜頭、純豆醬油、米酒、油

▍作法

① 起油鍋，將豬肉片炒至半熟後，起鍋備用。

② 用同一油鍋，將洋蔥、蔥白與大蒜下鍋爆香。把豬肉再次倒回鍋中，並從鍋邊熗入米酒與醬油調味。

③ 起鍋前，加入蔥綠炒熟後即完成。

塔香肉絲／片

▍材料

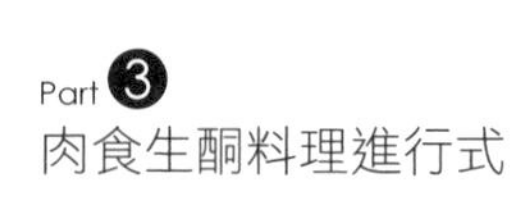

豬肉切絲、九層塔、蒜末、醬油、油、鹽、白胡椒少許

▍作法

① 豬肉絲加鹽、白胡椒，抓醃備用。

② 熱鍋下油，以蒜末爆香，將豬肉絲拌炒至熟，加入九層塔及醬油拌炒30秒後起鍋。

香煎松阪豬

▍材料

松阪豬適量、蒜頭、蔥、純豆醬油、油

▍作法

① 松阪豬切適量大小，蒜頭、蔥切末。

② 熱鍋下油，放入蒜末、蔥末爆香，將松阪豬炒至全熟，加入少許純豆醬油調味後起鍋。

脆皮燒肉

▍材料

五花肉、鹽、胡椒、醋

▍作法

五花肉醃鹽與胡椒，皮塗上醋後放進冰箱風乾，最後放入烤箱烤熟。

生菜包豬肉末

▍材料

蘿蔓生菜、豬絞肉、純豆醬油、蒜末、九層塔

▍作法

① 蘿蔓生菜洗淨瀝乾備用。將豬絞肉翻炒、煸出油脂後，加入蒜末，持續翻炒至豬絞肉熟透。

② 加入純豆醬油攪拌均勻，起鍋前放入九層塔，翻炒後盛盤。將炒好的肉末以蘿蔓生菜捲起便完成。

培根

▍材料

豬五花肉、鹽、義式香料、蒜末

▍作法

① 選購較為方正的五花肉，取一容器將鹽、義式香料、蒜末拌勻，均勻塗抹於五花肉上。

② 以保鮮膜將肉包裹起來，放進保鮮盒後加蓋送進冰箱醃製，每天翻面 1 次。5 天後將保鮮膜打開，以飲用水洗淨香料後，用紙巾吸乾水分。

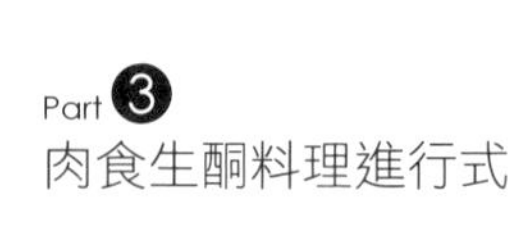

③ 以紙巾包覆 2～3 層，放入冰箱風乾約 2 天後取出，接著以舒肥機低溫熟成，或是烤箱 100 度烤 2.5 小時，放涼後切片密封，置入冷藏或冷凍保存。

德國豬腳

材料

前豬腳 1 隻、洋蔥、培根、綠花椰菜

調味料

義大利綜合香料、薑、五香粉、黑胡椒粉、月桂葉、米酒、鹽

作法

① 將前豬腳洗淨、剔除多餘的豬毛，接著抹上一層鹽，再以調味料醃製 2～7 天。

② 醃製完成的豬腳用沸水汆燙約 40 分鐘，放涼後油炸。

③ 待豬腳炸至金黃色後，再放進烤箱烤 30～50 分鐘，確定熟透即可入盤。

④ 將綠花椰菜水煮放涼，洋蔥切絲後與培根拌炒至軟化，以鹽、黑胡椒粉、義大利綜合香料調味即完成，也可以搭配德國酸菜一起食用，增添口味層次。

自製貢丸湯

材料

豬絞肉、鹽、胡椒、薑泥、蒜泥、蛋白、香菜、水

作法

① 將豬絞肉微冷凍，加入鹽、胡椒、薑泥、蒜泥、蛋白，使用攪拌機攪打成有彈性的肉泥。

② 起一鍋 60 度的熱水，將肉泥塑形成丸子狀後以熱水泡熟，煮滾後灑上香菜便可上桌。

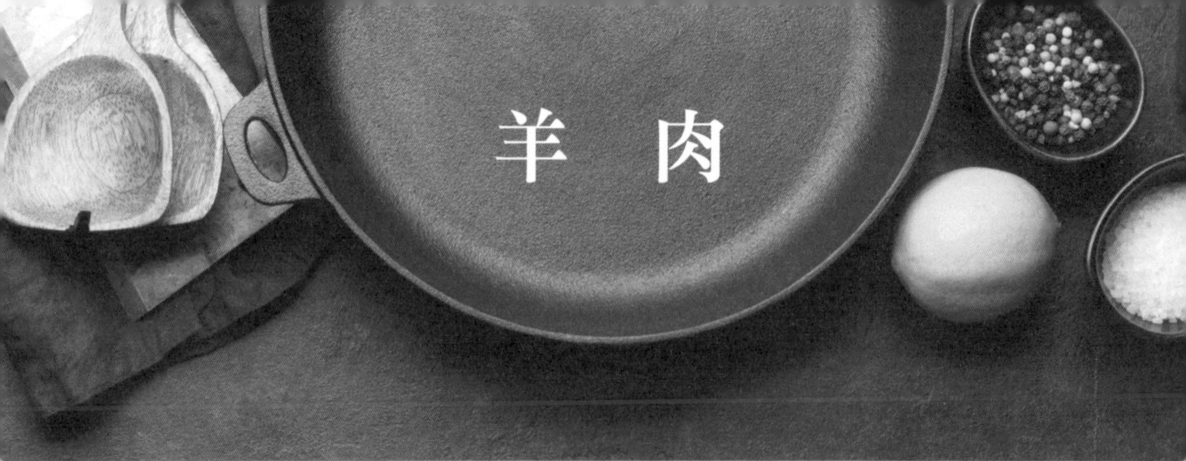

烤羊排

▍材料

羊排、油、奶油、鹽、胡椒

配菜：蘆筍、花椰菜、蛋、干貝

▍作法

① 羊排兩面皆撒上少許鹽和胡椒靜置 3 分鐘。蘆筍、花椰菜切適量大小備用。

② 熱鍋下油，放入羊排後雙面各煎 1 分鐘，接著加入奶油，煎至需要的熟度後起鍋。

③ 另起一個鍋子，熱鍋後下一點點油來煎蘆筍、花椰菜、蛋及干貝，起鍋前加入少許的奶油。與羊排放置同一盤中，即可上桌。

蔥爆羊肉

▍材料

油、蔥絲、蒜末、純豆醬油、羊肉

作法

熱鍋下油，以蒜末爆香，將羊肉炒至半熟，以醬油調味，放上蔥絲炒熟後即可起鍋。

塔香羊肉

材料

油、羊肉片、九層塔、蒜末、純豆醬油

作法

熱油鍋，以蒜末爆香，將羊肉片炒至無血水後，加入純豆醬油翻炒均勻，最後再加入九層塔略為拌炒便可起鍋。

清燉羊肉湯

材料

帶皮羊肉、鹽、白胡椒、料理米酒、蒜苗、白蘿蔔、薑片、水

作法

① 帶皮羊肉汆燙後，洗淨、瀝乾置入鍋中，加入白蘿蔔、薑片、白胡椒、水煮開後，加蓋轉小火燉煮約 1 小時。

② 加入米酒、蒜苗，煮約 30 分鐘後以鹽調味即可上桌。

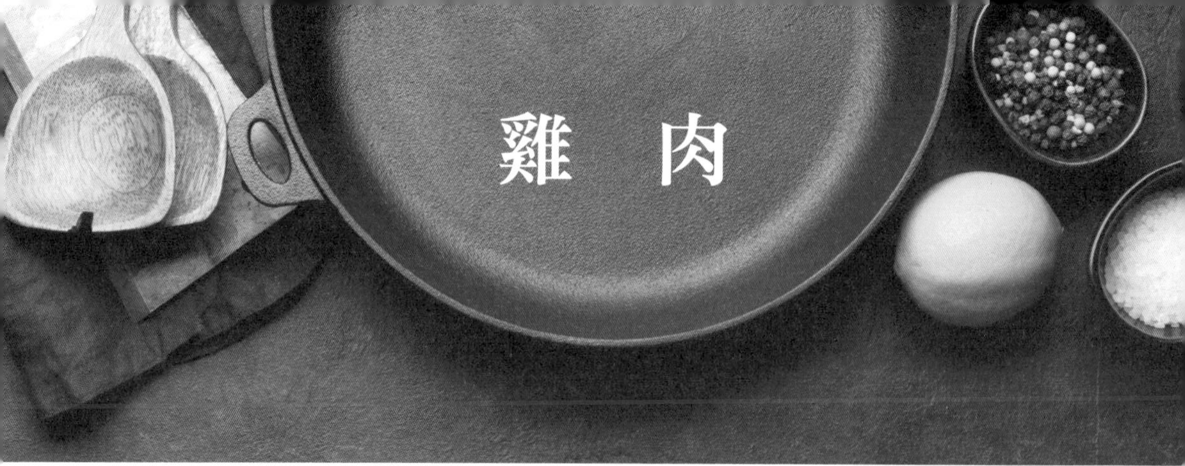

氣炸鍋炸雞

材料

市售去骨雞腿排、鹽、黑胡椒、義大利香料、檸檬

作法

① 將材料通通放入盆子裡，混合攪拌，醃製 30 分鐘。

② 將醃好的雞腿排放入氣炸鍋，用 180 度烤 10 分鐘。

③ 當你拿出來看發現已經有點上色時，再將氣炸鍋轉至 200 度，烤 5 分鐘，鮮嫩多汁的氣炸義式雞腿排即完成！

塔香雞丁

材料

雞胸肉、油、蒜末、九層塔少許、鹽、純豆醬油、白胡椒少許

作法

① 雞胸肉丁加鹽、白胡椒、醬油，抓醃備用。

② 下油爆香蒜末，加入雞胸肉炒至熟，起鍋前加入九層塔拌炒 30 秒。

烤雞翅

材料
雞翅、鹽（或純豆醬油）、胡椒

作法
① 雞翅正反兩面各畫 2 刀，加入適量的鹽（或純豆醬油）及胡椒，醃 5 分鐘。
② 烤箱預熱 5 分鐘。將醃好的雞翅排好、放在烤網上，不要重疊到。
③ 以 200 ～ 250 度烤 20 分。

備註
由於每台烤箱功率不同，因此烘烤的過程要時時觀看情況，自行調整烘烤的時間。

蒜頭雞

材料
雞肉、蒜頭、海鹽、胡椒、米酒、水

作法
把蒜頭塞進全雞裡，加入海鹽、胡椒、米酒，並加水至雞肉的一半，用電鍋烹煮至熟即可。

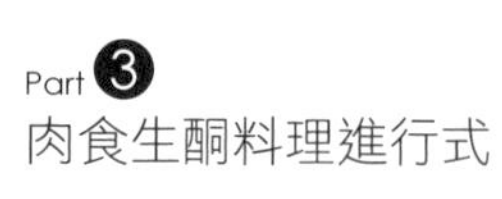

五香氣炸雞

材料

鹽、白胡椒、五香粉、全雞 1 隻（去好內臟）、2 顆蛋的蛋白、青蔥、薑片、米酒

作法

① 鹽、白胡椒、五香粉下鍋，文火翻炒至散發香味。

② 將 2 顆蛋的蛋白打至濕性發泡（打蛋器拉起後不會滴落，蛋白霜末端呈倒勾狀下垂），將鹽加入蛋白霜中快速翻攪。

③ 雞皮戳洞，使之更容易入味。以適量的米酒及炒好的調味粉於雞隻內外塗抹均勻，青蔥 1 支、適量的薑片放入雞肚中，以牙籤封好外皮。

④ 在氣炸鍋底部放上蔥段數支及適量薑片，將雞隻表面均勻塗抹上蛋白霜後，再將整隻雞放入氣炸鍋，設定 160 度烤 60 分鐘。

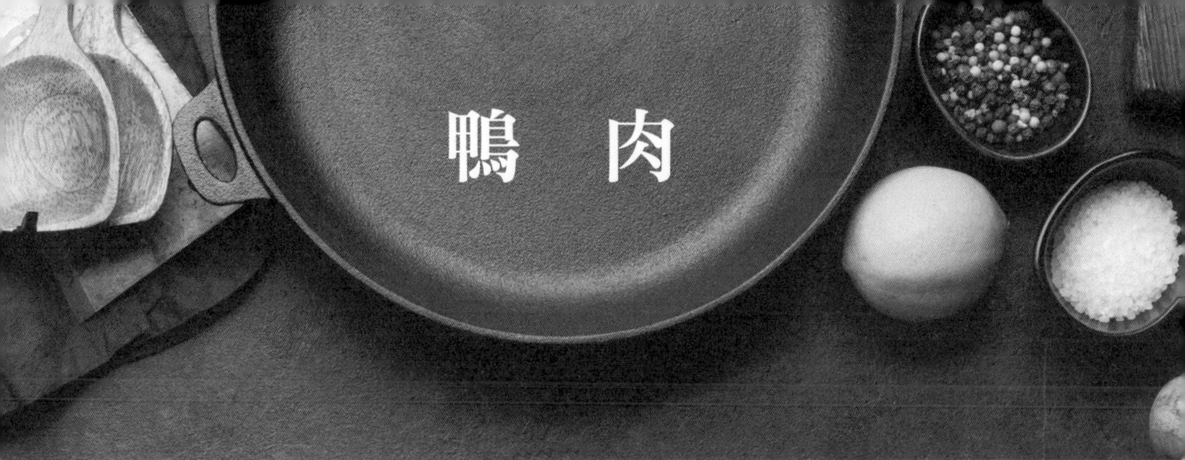

烤鴨

材料

1 隻鴨

作法

① 將鴨子外皮及內部清洗乾淨後，把鴨子插在酒瓶上（若沒有鐵勾，可以用此法代替）。

② 用滾燙的水淋在鴨皮上，直到鴨皮收縮（水一定要很燙喔），然後放在通風處讓鴨子風乾約 5 ～ 6 小時。

③ 鴨子風乾後，把鴨胸朝上放在烤盤上，用烤箱預熱 200 度烤 40 分鐘，接著將溫度降至 150 度再烤 40 分鐘。

④ 翻面後，用 200 度烤 40 分鐘，直到鴨皮成深褐色。

注意

水若不夠燙，便沒辦法將鴨皮燙到足以收縮，這會導致風乾時，鴨皮出油造成皮肉沒有很分離。

備註

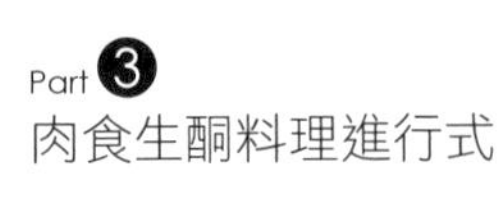

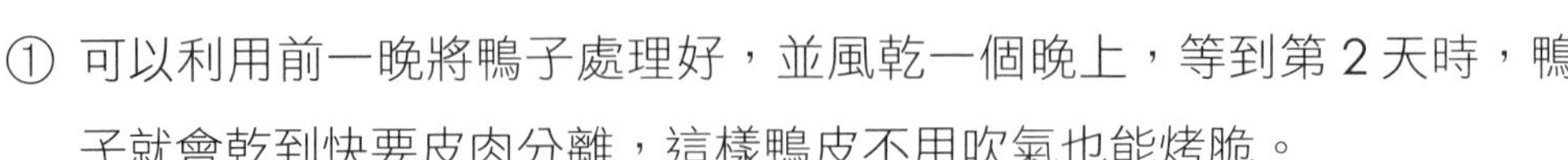

① 可以利用前一晚將鴨子處理好，並風乾一個晚上，等到第 2 天時，鴨子就會乾到快要皮肉分離，這樣鴨皮不用吹氣也能烤脆。

② 自己烤，不刷醬。

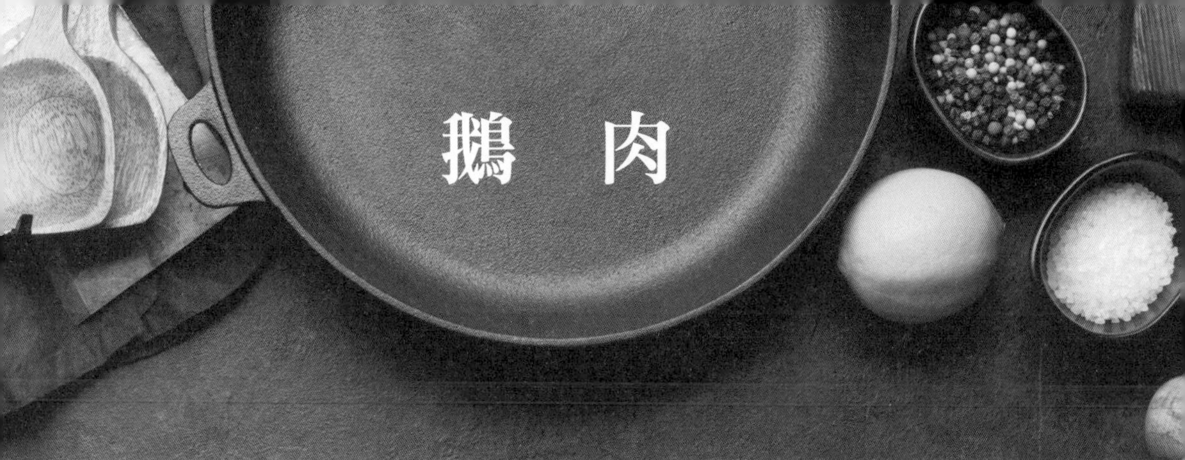

鹽水鵝

材料

鵝腿肉、薑、蔥、鹽、水

作法

① 鵝肉清洗後備用。水滾後先放入蔥、薑，再放入鵝肉及適量的鹽，轉小火蓋鍋蓋煮 45 分鐘。

② 鵝肉煮熟撈起放涼後，切片冰冷藏備用，將湯過濾後一同冰鎮，擺盤時淋上鵝湯即完成。

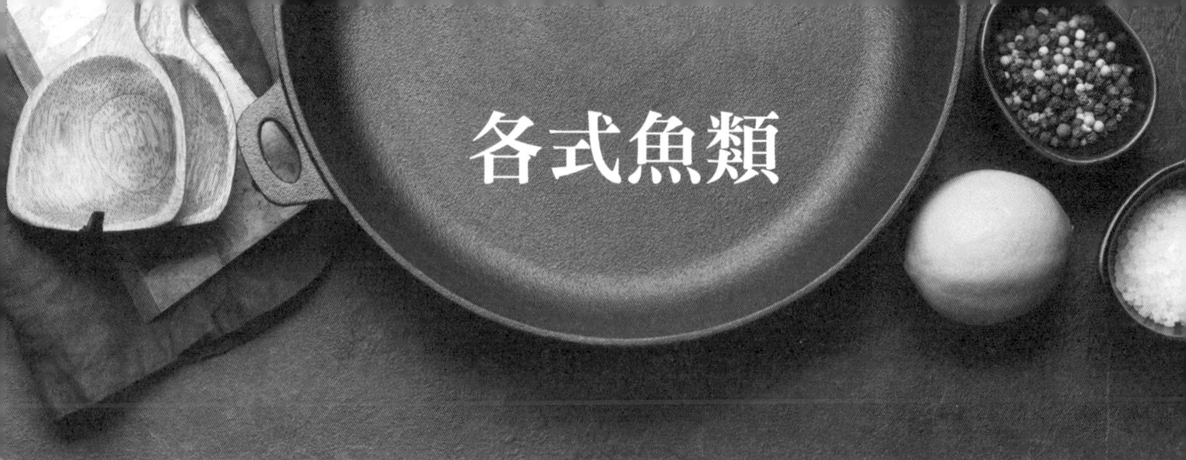

煎鮭魚

材料

鮭魚、鹽、油

作法

鮭魚先抹鹽，接著下油熱鍋，最後將鮭魚煎至兩面金黃。

生魚片

材料

可生食之新鮮魚片（要注意會過敏的魚類、海鮮）

作法

盡情享受美食。

備註

沾醬：純豆醬油。

煙燻鮭魚

材料

煙燻鮭魚片、洋蔥絲、蘿蔓生菜、酸豆、巴薩米可醋

作法

① 洋蔥切絲，放入冰塊 RO 水去辛辣味。

② 將洋蔥絲撈起後平鋪在盤子上，接著疊放蘿蔓生菜與煙燻鮭魚片，最後灑上酸豆與巴薩米可醋。

味噌鮭魚湯

材料

水、味噌、柴魚片、鮭魚、蔥花、油、洋蔥末

作法

① 起一鍋水，將水煮滾，灑入適量柴魚片後，加蓋關火靜置。

② 取另一鍋倒入少許油，加熱後放入洋蔥末炒軟，待其呈透明狀後倒入步驟①的柴魚高湯，煮滾。

③ 味噌放進濾網，將濾網置於鍋中並將味噌拌開，在湯鍋中加入切片好的鮭魚，煮熟後灑上蔥花即可上桌。

煎鱈魚

材料

鱈魚、鹽、胡椒、油、薑絲

作法

① 將鱈魚退冰後，以紙巾吸乾水分，均勻塗抹上鹽、胡椒。

② 熱油鍋，將鱈魚煎至兩面金黃焦香，盛盤後灑上薑絲即可上桌。

煎鯖魚

材料

鹽漬鯖魚、油

作法

① 用水沖一下鹽漬鯖魚，擦乾。

② 熱油鍋，將鹽漬鯖魚的皮朝下入鍋。

③ 待四周的魚肉有點焦香且帶有黃金色澤之後，將魚翻面，煎到熟為止。

烤秋刀

材料

秋刀魚、鹽

作法

將秋刀魚抹鹽，放進烤箱用上下火烤 10 分鐘，翻面後再烤 5 分鐘。

備註

每台烤箱功率不同，請依照經驗判斷。

鱸魚／石斑湯

材料

鱸魚／石斑、鹽、料理米酒、蛤蜊、薑絲、水

作法

① 蛤蜊洗淨後，浸泡鹽水 10 分鐘吐沙。

② 待蛤蜊吐沙完畢後，起一鍋水將水煮滾，放入薑絲。

③ 放入蛤蜊，待蛤蜊打開數量超過一半時放入魚肉，起鍋前再加入一瓶蓋量的米酒及鹽調味 。

備註

① 如果有白色泡沫，記得撈掉。

② 喜歡加蔥末的可以加少許蔥末。

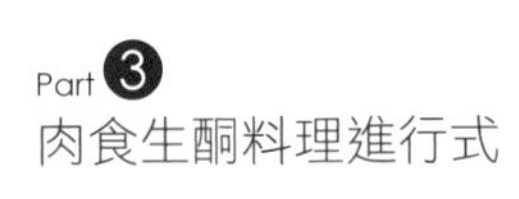

味噌鱸魚／石斑湯

材料

鱸魚或石斑、味增、柴魚片、洋蔥末、油、水、蔥花

作法

① 起一鍋水，將水煮滾，灑入適量柴魚片後，加蓋關火靜置。

② 取另一鍋倒入少許油，加熱後放入洋蔥末炒軟，待其呈透明狀後倒入步驟①的柴魚高湯，煮滾。

③ 味噌放進濾網，將濾網置於鍋中並將味噌拌開，在湯鍋中加入切片好的魚片，煮熟後灑上蔥花即可上桌。

煎土魠魚

材料

切片土魠魚、鹽、胡椒、青蔥（切細絲）、油

作法

① 用紙巾將土魠魚水分吸乾，兩面均勻抹上適量的鹽和胡椒，然後靜置。

② 熱油鍋，將土魠魚煎熟，灑上細蔥絲，盛盤後即可上桌。

土魠魚湯

材料

土魠魚、蛤蜊、薑、蔥花、鹽、米酒、水

作法

① 水滾後加薑絲，待滾 1 ～ 2 分鐘後加入土魠魚，接著加入米酒去腥。

② 放入蛤蜊煮到開、讓酒味滾完後，加入蔥花和鹽。

煎鯛魚

材料

鯛魚、蔥、薑、米酒、蛋液、鹽、黑胡椒粉、油

作法

① 鯛魚片切段備用（較厚的部位斜切小塊＆較薄的部位直切）。

② 將蔥段、薑片、米酒放入鋼盆，用手搓揉使蔥段及薑片出味，然後加入蛋液、鹽、黑胡椒粉混勻。

③ 將鯛魚切片放入鋼盆中，充分混勻，靜置 20 ～ 30 分鐘後把魚片撈起。

④ 下油熱鍋，將魚片煎至自己喜好的程度。

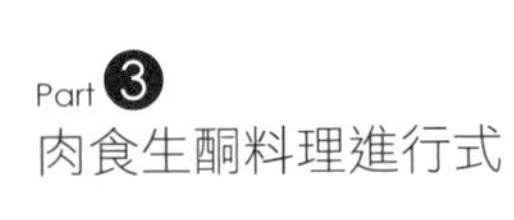

煎虱目魚肚

材料

虱目魚肚、鹽、油

作法

將虱目魚肚抹鹽，熱油鍋，將魚片煎至兩面金黃。

虱目魚湯

材料

虱目魚、鹽、米酒、薑絲、水

作法

① 起一鍋水將水煮滾，放入薑絲。

② 放入虱目魚，煮至全熟，起鍋前加入一瓶蓋量的米酒及鹽調味。

備註

① 如果有白色泡沫，記得撈掉。

② 喜歡加蔥末的可以加少許蔥末。

煎白帶魚

材料

白帶魚、鹽、油

作法

熱鍋下油，將白帶魚煎熟，以鹽調味。

烤／煎柳葉魚

材料

柳葉魚、鹽、胡椒、料理米酒、薑、蔥段

作法

① 柳葉魚淋上料理米酒後靜置 10 分鐘，接著以紙巾吸乾水分，將鹽、胡椒混和後均勻塗抹在柳葉魚上。

② 熱油鍋，將柳葉魚煎至雙面皆金黃酥脆。

③ 將蔥段、薑片拍碎，加入適量的鹽、胡椒、料理米酒，將柳葉魚放入其中，靜置去腥，約 15 分鐘後撈起並以紙巾吸乾水分。

④ 置烤盤、送入烤箱，以 160 度烤 20 分鐘，中途翻面檢視，烤至雙面金黃酥脆。

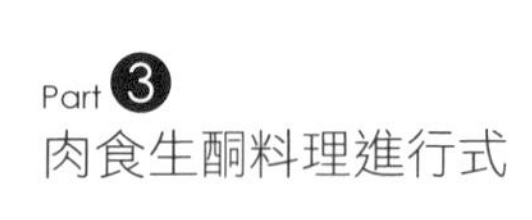

烤香魚

材料

香魚、檸檬、鹽

作法

① 將香魚洗淨後擦乾，魚身抹上一層薄薄的鹽，靜置 5 分鐘。

② 烤箱先預熱 3 ～ 5 分鐘（180 ～ 220 度），將香魚放入烤箱烤 15 ～ 20 分鐘（220 度）。

備註

依個人喜好，可擠上些許檸檬汁增添風味。

煎黃魚

材料

黃魚、鹽、油

作法

① 黃魚去鱗去內臟洗淨，可請魚販代為處理。在魚肚前後畫幾刀，均勻抹鹽，靜置 10 分鐘後擦乾。

② 乾鍋均勻沾油，先大火熱鍋，抓魚尾輕輕地滑入鍋內，煎鏟不移動魚，煎約 30 秒。

③ 轉中火，蓋鍋約 3 分鐘，接著轉小火直至魚不黏鍋、可滑動的程度，翻面後先轉中火，再以小火煎至喜歡的金黃程度。

鯰魚海鮮湯

材料

鯰魚、蛤蜊、草蝦、鹽、料理米酒、高湯

作法

高湯放薑絲煮滾，加入鯰魚、蛤蜊、草蝦、鹽，再加點料理米酒去腥煮滾。

韭菜花枝

材料

韭菜花、花枝、蒜頭、鹽、油

作法

① 韭菜花末段切除不要，剩下的部分切段，花枝切適量大小塊狀，蒜頭切末。

② 熱鍋下油，爆香蒜末，放入韭菜花拌炒 1 分鐘，加入花枝炒至熟。

③ 加鹽調味，起鍋。

九層塔炒花枝

材料

花枝、九層塔、蒜頭、純豆醬油、油

作法

熱鍋下油，以蒜頭爆香，加入花枝與醬油炒熟，加些九層塔拌炒後起鍋。

烤魚下巴

材料

魚下巴、鹽、胡椒

作法

① 魚下巴解凍後，吸乾水分，抹上適量的鹽、胡椒，靜置入味。

② 送入烤箱，以 160 度烤 20 分鐘，烤至金黃焦香即可。

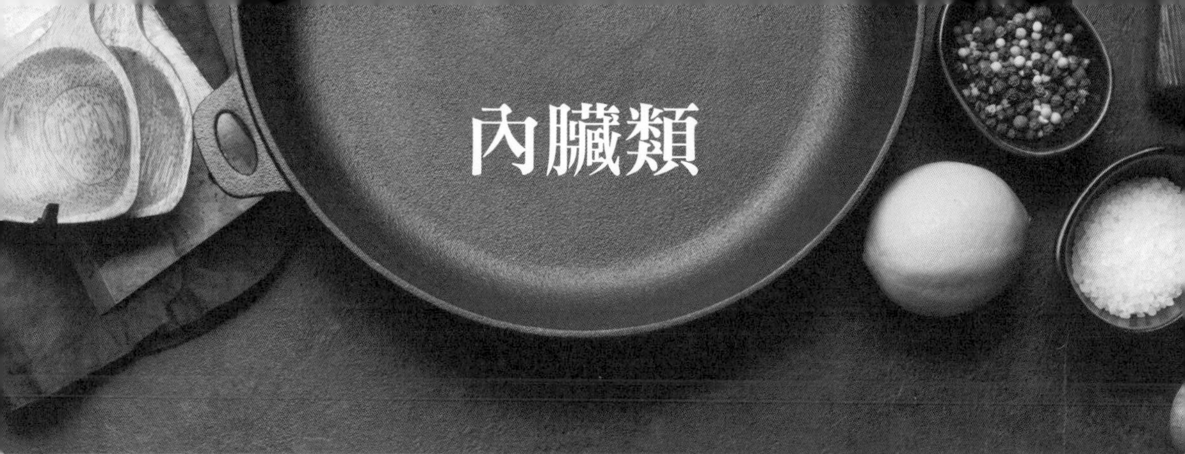

豬肝菠菜湯

材料

豬肝、薑絲、菠菜、水、苦茶油、胡椒粉、米酒

作法

① 菠菜洗淨切段。豬肝切片，泡水約 30 分鐘後，擠去血水備用。

② 備鍋滾水，放入豬肝、薑絲、米酒，轉小火，加入菠菜，半泡半煮至水回滾後關火。

③ 成品碗放胡椒粉、苦茶油，接著沖入煮好的豬肝即完成。

乾煎牛肝

材料

牛肝、奶油、鹽、白胡椒粉

作法

① 牛肝用鹽和白胡椒粉調味。

② 下油熱鍋，油熱後，將牛肝放入鍋中，兩面各煎 2 分鐘，視個人喜好

熟度調整時間，煎好後放入盤中即完成。

燙豬／牛肝

材料

豬肝或牛肝、一瓶蓋米酒、鹽、純豆醬油、薑絲

作法

起一鍋滾水備用，將肝、鹽與米酒放入滾水，燙熟後撈起。

備註

沾醬：純豆醬油與薑絲。

燙雞肝

材料

雞肝、一瓶蓋米酒、鹽、純豆醬油、薑絲

作法

起一鍋滾水備用，將雞肝、鹽與米酒放入滾水，燙熟後撈起。

備註

沾醬：純豆醬油與薑絲。

炒牛肚

材料

牛肚、蒜末、薑絲、鹽、純豆醬油、油、蔥花

作法

① 熱鍋下油，以蒜末、薑絲爆香，接著加入牛肚拌炒，最後加點鹽與醬油調味。

② 撒點蔥花便可起鍋。

煎魚腸

材料

魚腸、青蔥、蒜頭、蒜苗、純豆醬油、料理米酒、白胡椒、油

作法

① 蒜頭切片，青蔥切絲。魚腸汆燙撈起後洗淨，去雜質及腥味，瀝乾備用。

② 熱油鍋，蒜頭下鍋爆香，爆出香味後倒入醬油、料理米酒，接著加入魚腸，最後加入適量的白胡椒、蒜苗，拌炒均勻後即可起鍋。

烤豬腸

材料

豬大腸、蔥、八角、薑、油、麵粉、醋、水、胡椒鹽

醃料

白醋、麥芽糖、熱水

作法

① 大腸先用 2 大匙麵粉及少許醋抓至出味，再沖洗乾淨、瀝乾水分。

② 取一鍋子放入大腸、八角、薑片、水，入鍋蒸 2 小時後取出、放涼。

③ 切下需要的份量，其餘的包好，放入冰箱冷藏保存。

④ 將醃料攪拌均勻後，把大腸泡在醃料之中，直到大腸上色再取出。

⑤ 蔥切成和大腸等長，將蔥塞進大腸中，接著再塞入一根筷子，等大腸晾乾後再取出筷子。

⑥ 起油鍋，油熱至當筷子放入油鍋時周圍開始冒起少許油泡，便可把大腸放入，炸酥後取出，切段、擺盤，沾胡椒鹽食用。

鱈魚肝罐頭

材料

鱈魚肝罐頭、洋蔥、檸檬、油醋醬

作法

① 切好的洋蔥絲泡水加冰塊，可以讓洋蔥刺鼻的味道少一點，也能讓洋蔥更脆口。

② 20 分鐘後，撈起洋蔥絲。將油醋醬、些許檸檬汁和洋蔥絲一起拌勻，靜置 10 分鐘。

③ 將鱈魚肝擺在洋蔥絲上。

備註

可視個人喜好，加入小黃瓜絲、海苔絲或柴魚片，增添口感。

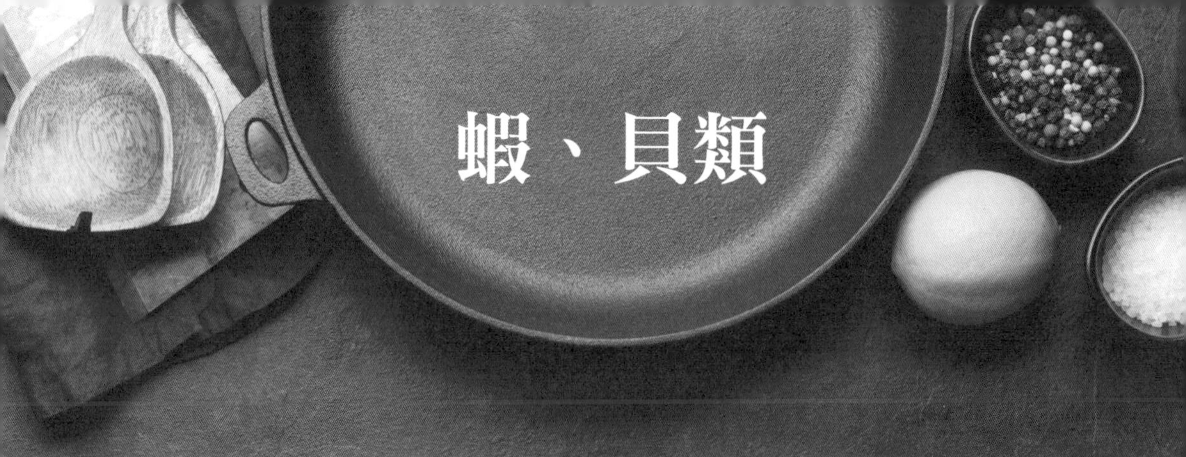

蝦、貝類

烤蝦

材料

白蝦、鹽

作法

白蝦撒點鹽，放進烤箱烤熟。

炒蝦

材料

蝦子、蔥、薑、蒜頭、鹽、米酒、油

作法

① 蝦子洗乾淨後備用，蔥切段、薑切絲、蒜頭切末。

② 熱鍋下油，爆香蒜末、薑絲及蔥段，放入蝦子炒至半熟。

③ 加入米酒及鹽調味，蓋上鍋蓋悶 2 分鐘，等蝦子熟了就可以起鍋。

鹽水蝦

材料

蝦子、蔥、薑、鹽、米酒、水

作法

① 蝦子洗淨備用，蔥切段、薑切片。

② 起一鍋水，開火後放入蔥段與薑片。

③ 水煮滾後，放入米酒、鹽，再放入蝦子，煮至蝦子熟。

蒸蝦

材料

去殼白蝦、蒜泥、米酒、醬油

作法

① 將蝦背中線對切、去腸泥備用。依序將蒜泥、米酒、醬油調勻。

② 將白蝦整齊排列於魚盤中，淋上調好的醬汁，待電鍋冒出蒸氣再入鍋。

③ 蒸約 3 分鐘即可。

蝦湯

材料

蒜末、白蝦、鹽、奶油、香菜、胡椒、水

▍作法

① 將奶油下鍋加熱，以蒜末爆香，將白蝦翻炒至顏色轉紅後，白蝦起鍋剝去蝦頭，將蝦頭放回原鍋內。

② 加入水煮滾約 5 分鐘，取夾子將蝦頭擠出蝦膏並放入鍋內，將擠壓過的蝦頭丟棄，加入已去頭去殼的蝦仁後關火，以鹽、胡椒、香菜調味即可上桌。

煎干貝

▍材料

干貝、蒜末、含鹽奶油、油

▍作法

① 干貝解凍，用廚房紙巾擦乾。蒜頭切末。

② 平底鍋放少許油，加熱至出現油紋，放干貝並煎到兩面焦黃，起鍋備用。

③ 直接利用鍋裡的干貝湯汁，加入含鹽奶油及蒜末小火爆香後，淋在干貝上。

九層塔炒蛤蜊

材料

蛤蜊、九層塔、蒜頭、純豆醬油、米酒、油

作法

① 蛤蜊洗淨後泡鹽水 10 分鐘吐沙，蒜頭切末。

② 熱鍋下油，爆香蒜末，將蛤蜊拌炒 30 秒後，加入純豆醬油、米酒拌炒。

③ 蓋上鍋蓋，待蛤蜊開半數後，加入九層塔拌炒，直至蛤蜊全開後起鍋。

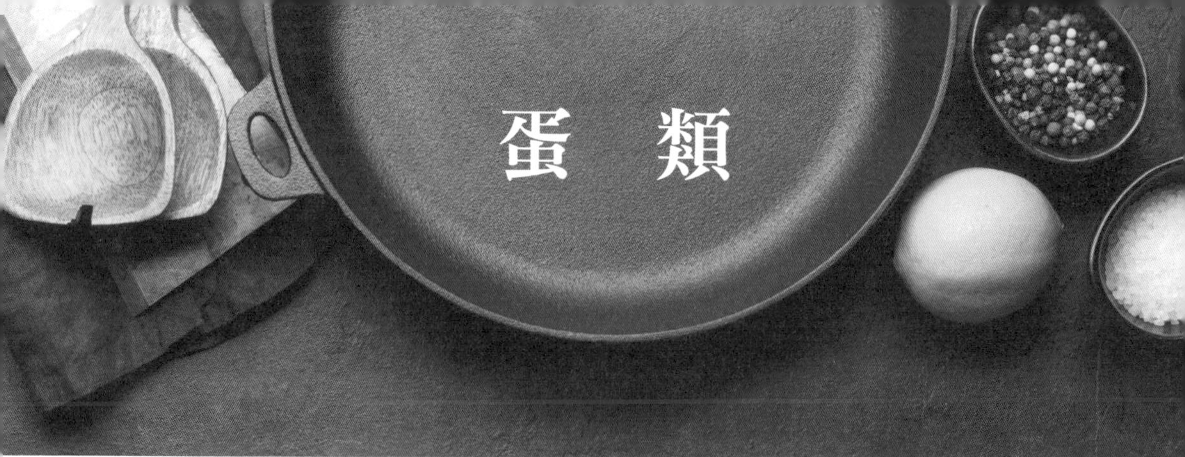

炒蛋

材料

雞蛋、鹽、油、胡椒粉

作法

① 將雞蛋打散在碗裡，加入適量的鹽。

② 熱鍋下油，倒入蛋液炒至需要的熟度，起鍋盛盤，撒上少許胡椒粉。

蔥蛋

材料

蔥花、雞蛋、鹽、白胡椒、油

作法

① 蛋液加入蔥花、鹽、白胡椒適量後拌勻。

② 熱油鍋，倒入拌好的蛋液並煎至成型，直至雙面金黃。

九層塔蛋

材料

九層塔、雞蛋、油、鹽、胡椒

作法

① 九層塔切末，下鍋炒香後放入蛋液中，加入鹽、胡椒拌勻。

② 熱油鍋，倒入攪拌好的蛋液快速翻炒，雞蛋熟度依個人喜好，炒至滑嫩成型或煎至金黃焦香即可盛盤。

荷包蛋

材料

雞蛋、鹽、油

作法

① 熱鍋倒入 1 大匙油，冷油時直接撒入少許鹽，再打入雞蛋，以小火慢煎至蛋白凝固且邊緣微焦。或在蛋白凝固前，將蛋對折，讓蛋白包覆蛋黃，直至凝固。

② 用鏟子將蛋翻面續煎 15 秒即可上桌。

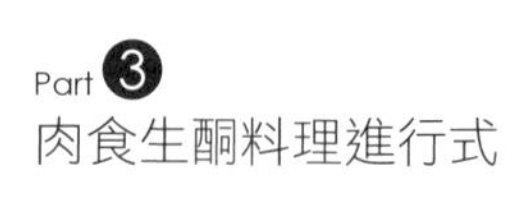

太陽蛋

材料

雞蛋、鹽、油

作法

下油熱鍋，打 1 顆蛋入鍋，要注意蛋黃不要破，煎至蛋黃稍微凝固後起鍋。

蒸蛋

材料

雞蛋、鹽、水或大骨湯

作法

① 將雞蛋、鹽、水或大骨湯攪拌均勻，然後過篩。

② 蒸 20 分鐘（開一個小縫）。

備註

① 雞蛋和水的比例是 1：2。

② 喜歡水嫩一點的可以多加水（或大骨湯）。

糖心蛋

材料

雞蛋、鹽少許、純豆醬油 100 毫升、料理米酒 90 毫升、蒜頭適量、味醂 100 毫升、水 200 毫升、薑片適量

作法

① 將所有調料（純豆醬油、料理米酒、味醂、蒜頭、薑片、水）混和完畢後，煮滾，放在旁邊。準備一鍋冷水備用。

② 燒一鍋熱水，熱水滾後撒些許鹽，將蛋用大湯瓢一起放入滾水中，開始計時 6 分鐘（在煮的過程中，需同方向不停攪拌，讓蛋黃置中）。

③ 6 分鐘後，將雞蛋撈起，放入剛剛準備好的冷水裡。快速降溫後，先將蛋殼頭尾敲碎，並在冷水裡剝蛋，這樣才會剝得漂亮。

④ 將剝好的雞蛋放進完全冷卻的滷汁，然後冰入冰箱冷藏。冷藏 24 小時方可食用。

玉子燒

材料

雞蛋、鹽、胡椒、油、蔥花（可省略）

作法

① 蛋液加入鹽、胡椒、蔥花拌勻，熱油鍋後倒入少許蛋液，待略為成型

後向上翻捲成圓筒狀，快捲完時再倒入少許蛋液。

② 重複前述作法，直至蛋液全數下鍋。

烘蛋

材料

油、雞蛋、鹽、青花菜切末、蒜頭、蘆筍切小段、珍珠干貝、櫻花蝦、胡椒、蔥花、水

作法

① 珍珠干貝泡水瀝乾後備用。熱油鍋，將蒜末爆香後，加入櫻花蝦及珍珠干貝翻炒成盤備用。

② 原鍋翻炒青花菜，加水加蓋稍微悶煮後再加入蘆筍，並加水加蓋悶煮約 1 分鐘。

③ 蛋液加入鹽、胡椒調味，將備用的櫻花蝦、珍珠干貝及蛋液倒入鍋中加蓋烘烤（或置入烤皿送入烤箱亦可），中途翻面（烤箱則不必翻面）再烘烤至雙面金黃，待竹籤插入無蛋液沾附，便可灑上蔥花盛盤享用。

蚵仔蛋

材料

蚵仔、雞蛋、九層塔、豬油、薑末、鹽、黑胡椒粉

作法

① 預先把蚵仔清洗乾淨，瀝乾後放在碗裡。不久後，蚵仔會滲出一些蚵仔水，把蚵仔水留起來待用。

② 雞蛋打入碗裡，加鹽後打散。九層塔葉切碎，把一半的九層塔放入蛋液中一同攪拌均勻。

③ 熱鍋下油，以薑末爆香，加入蚵仔並炒至香氣出來後，加入黑胡椒粉和剩餘的九層塔，用小火拌炒至香濃。

④ 將九層塔蛋液倒入鍋裡，當蛋液底部稍微變乾時，將蚵仔水倒入，蓋上鍋蓋，煎至蛋皮呈金黃色後翻面，繼續以小火煎至金黃色。

蝦仁滑蛋

材料

雞蛋、蝦仁、鹽、蔥花、油

作法

① 雞蛋加鹽調味並打散，起油鍋時先下蝦仁。

② 蝦仁略熟後加入蛋液拌炒至熟，最後撒上蔥花。

炒鮮蚵

材料

鮮蚵、蔥、薑、蒜頭、料理米酒、鹽、油

作法

① 鮮蚵洗乾淨後瀝水備用。蔥切段、薑切末、蒜頭切末。
② 起油鍋時，先放蔥段、薑末、蒜末入鍋爆香，接著倒入鮮蚵一起炒勻，並加入適量的料理米酒及鹽調味。
③ 蓋上鍋蓋悶煮一下，當鮮蚵自己出水時拌勻即可。

海鮮蒸蛋

材料

蛋 5 顆、預先燙熟的海鮮適量、高湯適量、米酒、鹽、糖

作法

① 將蛋打散後，加入少許的鹽、米酒、糖調味，並加入前述混合物 1.5 倍容積的高湯拌勻。
② 將海鮮放入碗底，蛋汁過濾後加入碗中。
③ 碗上蓋上一層耐高溫、加熱用的保鮮膜，放入鍋中以小火蒸 15 ～ 20 分鐘。

韭菜炒蛋

材料

韭菜、雞蛋、油、鹽、白胡椒

作法

① 蛋液加入鹽、白胡椒拌勻。韭菜切小段備用。

② 熱油鍋，倒入蛋液，炒至半熟時加入韭菜，翻炒至韭菜變軟、雞蛋滑嫩即可起鍋。

煎／烤烏魚子

材料

烏魚子、高粱酒、蒜苗、油

作法

① 烏魚子放室溫退冰。

② 先不用剝膜，用高粱酒泡 5 分鐘，酒的份量約是烏魚子重量的 1/4。膜可剝也可不剝，看個人喜好。如果要剝，在泡酒之後膜會自然浮起，即可輕鬆剝除。

③ 平底鍋放少許油，中火熱鍋後，放入烏魚子，並倒入剛才泡過的酒。

④ 每面各煎 30 秒後，起鍋放涼。放涼後即可切片，搭配蒜苗食用。

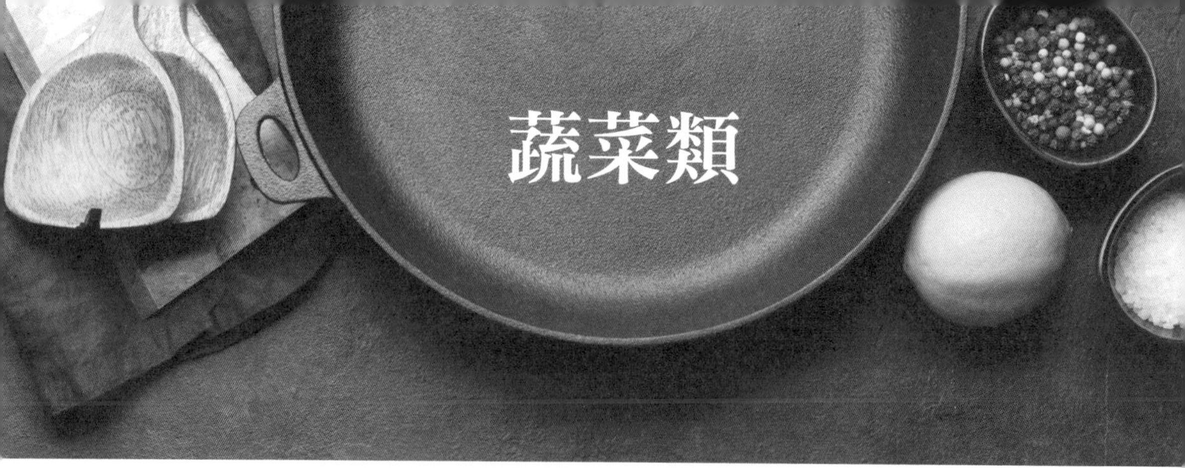

炒高麗菜

材料

高麗菜、蒜頭、鹽、油

作法

① 蒜頭切末備用。把洗好、切好的高麗菜放進塑膠袋裡，加入鹽，扭緊袋口。

② 用力搖晃 15 ～ 20 秒，這時高麗菜會自然出水、體積縮小，請靜置約 10 分鐘。

③ 起油鍋，以蒜末爆香，轉中火，將高麗菜拌炒至熟。

蝦米高麗菜

材料

乾蝦米、高麗菜、鹽、油

作法

① 乾蝦米洗乾淨、高麗菜切絲備用。

② 熱油鍋時先爆香蝦米，接著將高麗菜炒軟，加點鹽調味，拌炒幾下後起鍋。

蝦仁高麗菜

材料

蝦仁、蒜頭、高麗菜、鹽、油

作法

① 蒜頭切末、高麗菜切成粗絲備用。

② 熱鍋下油，爆香蒜末，放入蝦仁拌炒起鍋備用。

③ 利用剩下的油炒高麗菜，待高麗菜稍微出汁時，放入剛剛的蝦仁，加入少許鹽調味，拌炒後起鍋。

肉絲高麗菜

材料

高麗菜、豬肉絲、蒜頭、白胡椒、純豆醬油、鹽、油

作法

① 豬肉絲加入純豆醬油、少許白胡椒拌勻。高麗菜切成粗絲、蒜頭切成蒜末。

② 熱鍋下油，爆香蒜末，加入醃好的豬肉絲拌炒，再加入高麗菜，起鍋

前加點少許的鹽。

扁魚高麗菜

材料
扁魚乾（剪小段）、櫻花蝦、高麗菜、純豆醬油、油、水

作法
① 熱油鍋，將扁魚下鍋爆香，煸至扁魚金黃焦香後，加入櫻花蝦，略為翻炒後，加入高麗菜翻炒。

② 加入少許水，加蓋悶煮至煮滾，接著加入純豆醬油，拌勻後再加蓋，以文火悶煮至高麗菜煮軟。

蝦米花椰菜

材料
綠花椰菜 1 顆、油、蝦米、水、鹽

作法
① 蝦米泡水 10 分鐘備用。熱鍋加油，爆炒至蝦米香味出來後再加入花椰菜拌炒，加點少許鹽調味。

② 加水，蓋鍋悶煮至熟，海味蝦米花椰菜即完成。

培根高麗菜

材料

高麗菜、培根、蒜仁

作法

① 把洗好、切好的高麗菜放進塑膠袋裡，加入鹽，扭緊袋口。

② 用力搖晃 15 ～ 20 秒，這時高麗菜會自然出水、體積縮小，請靜置約 10 分鐘。

③ 培根下鍋炒，培根出油後，加入蒜仁翻炒約 1 分鐘。

④ 高麗菜瀝乾水分，下鍋與培根一起炒約 2 分鐘即可。

後記

這本書其實自寫完到最後出版已隔了很久很久的時間，中間也歷經幾番波折，期間資料的蒐集討論要多謝好幾個國外的醫生、郭漢聰醫生、元華醫生，還有漢娜，基本上可以說沒有漢娜就沒有這本書，因為所有的食譜照片都是漢娜支援的。

以下是人美、手藝好、擺盤強、攝影技術一流的漢娜的資料，請大家也多支持她：

攝影：張菡晨

粉絲頁「漢娜的小餐桌」主理人，曾出版《餐桌上的味與美》，並在 Martyn 教練的指導下成功減掉 26 公斤。

最後，希望這本書能為大家帶來更多的幫助，給予大家更有品質的生活與健康。

牛　肉

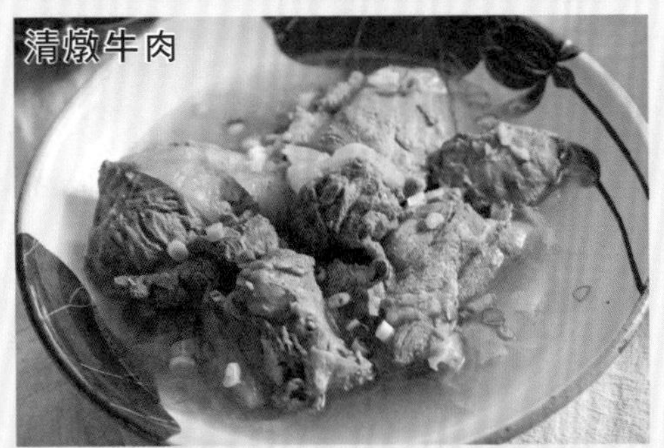
清燉牛肉

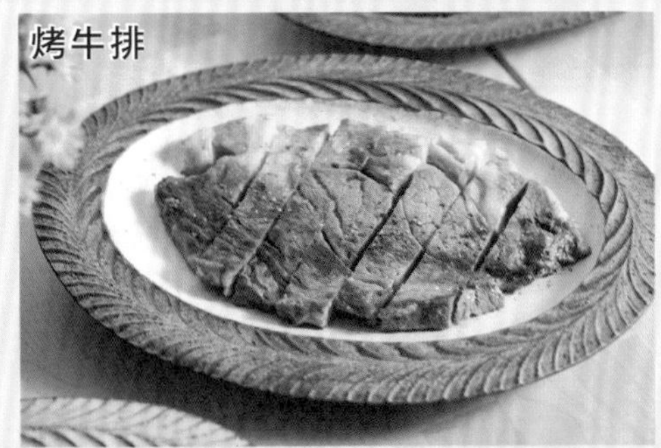
烤牛排

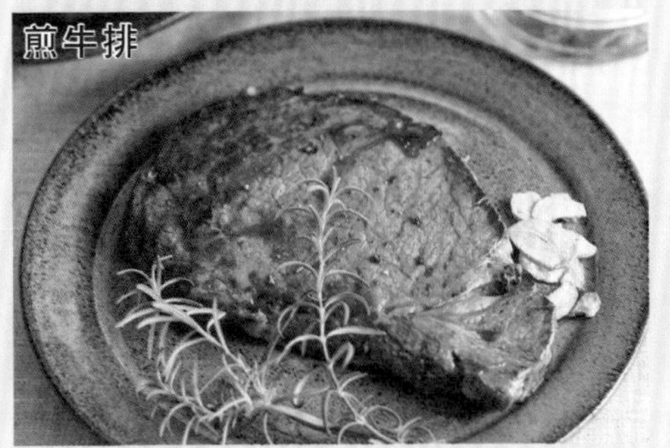
煎牛排

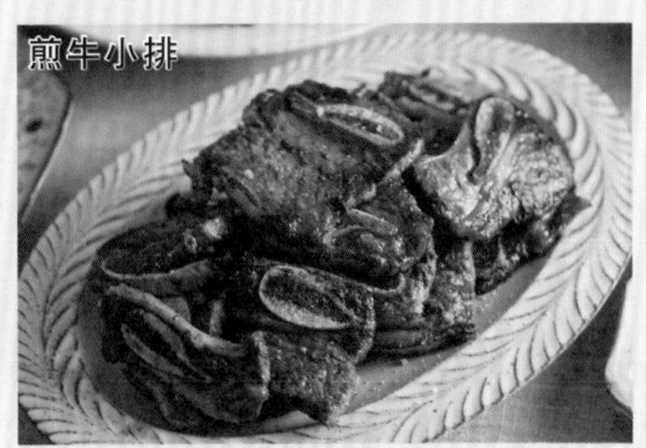
煎牛小排

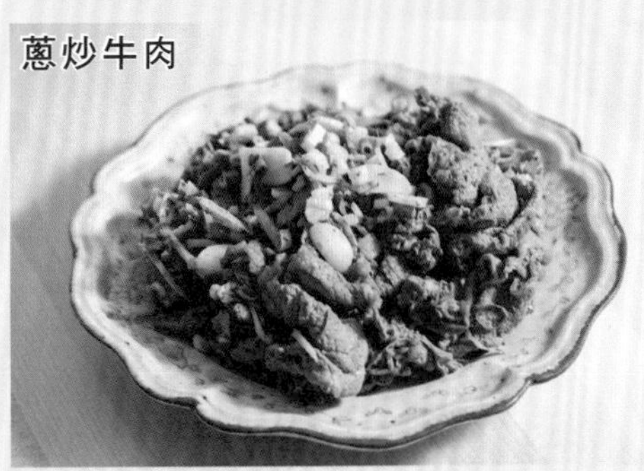
蔥炒牛肉

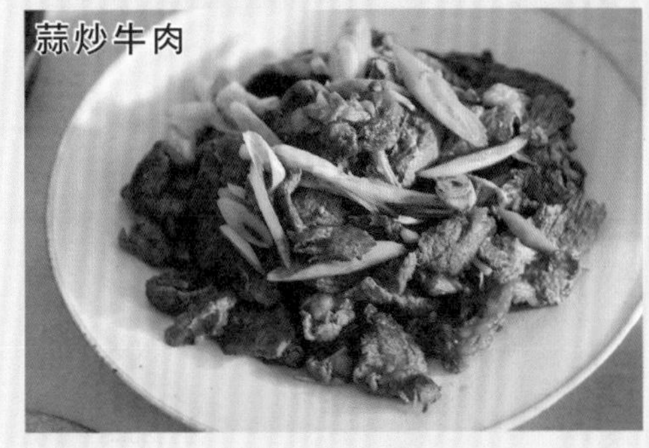
蒜炒牛肉

豬肉

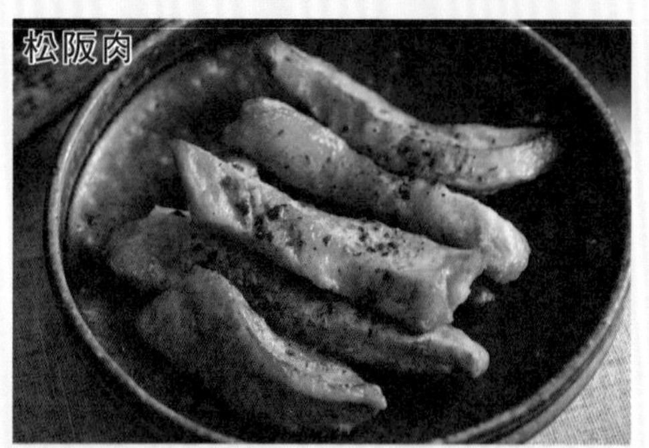
松阪肉

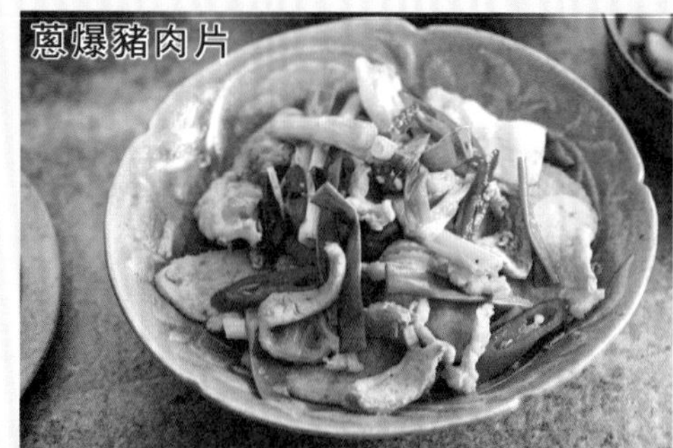
蔥爆豬肉片

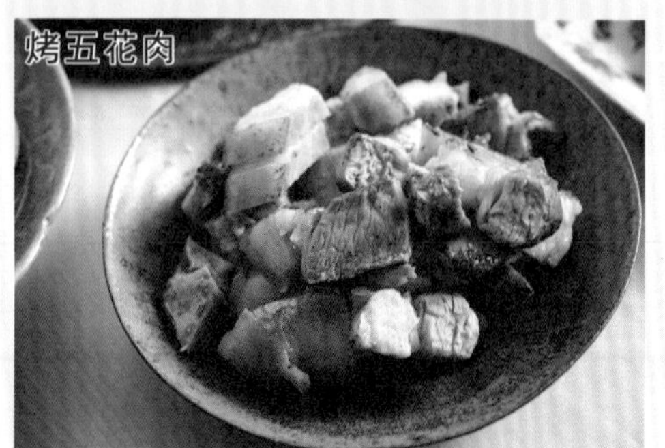
烤五花肉

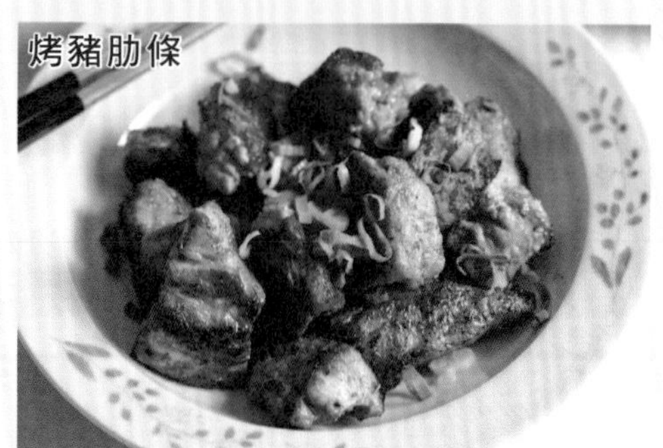
烤豬肋條

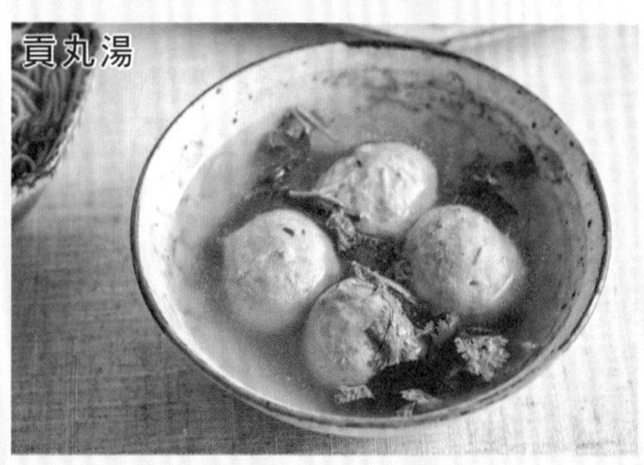
貢丸湯

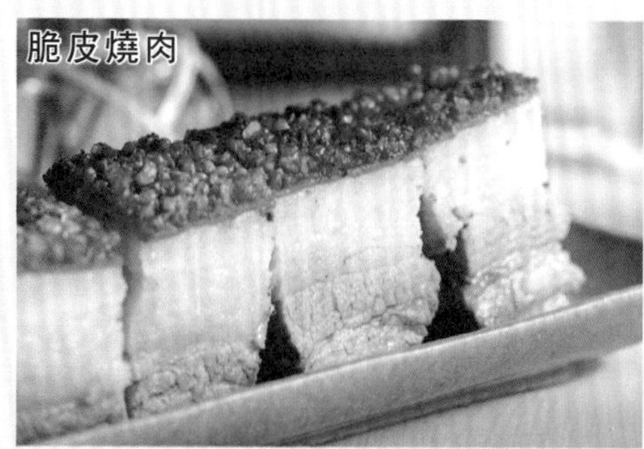
脆皮燒肉

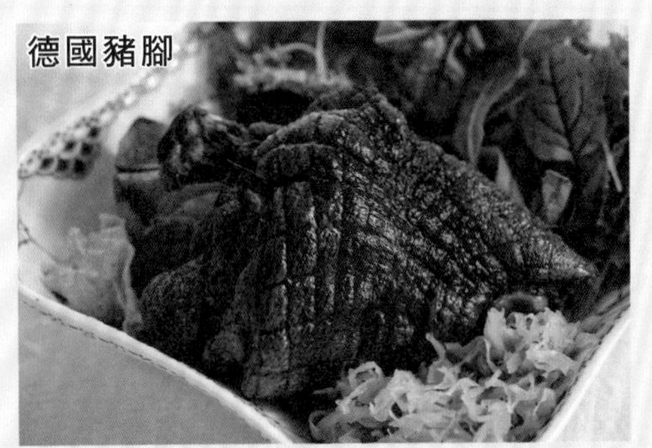
德國豬腳

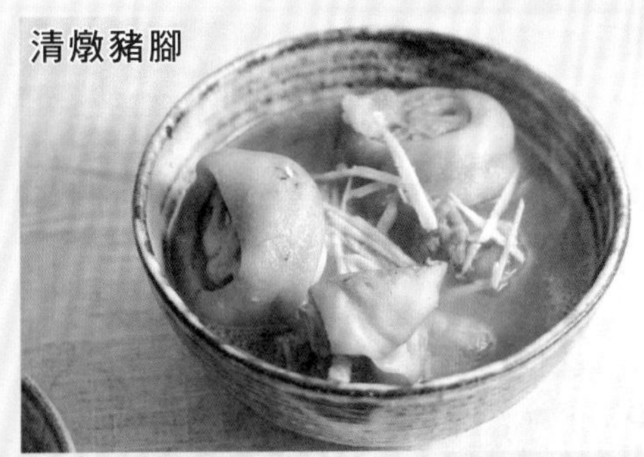
清燉豬腳

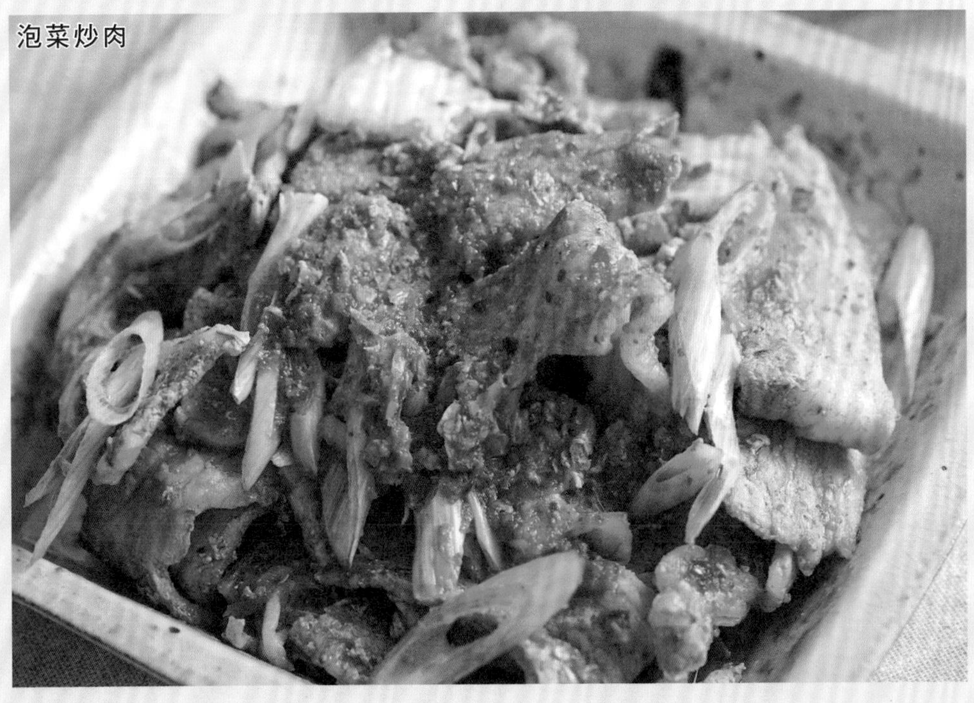
泡菜炒肉

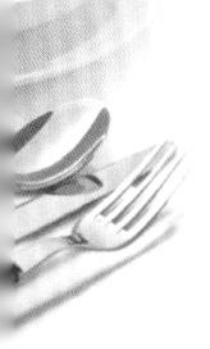

羊　肉

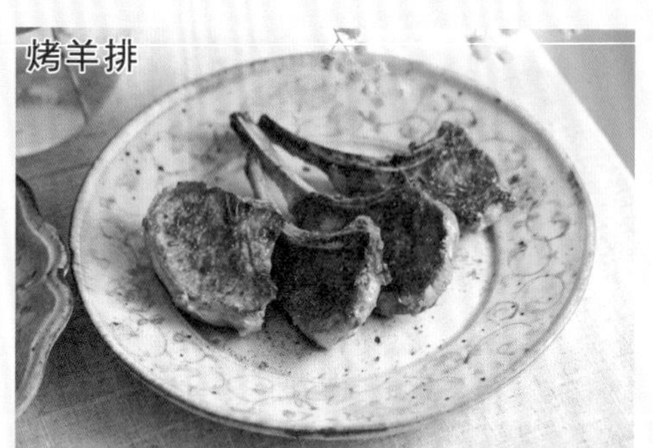
烤羊排

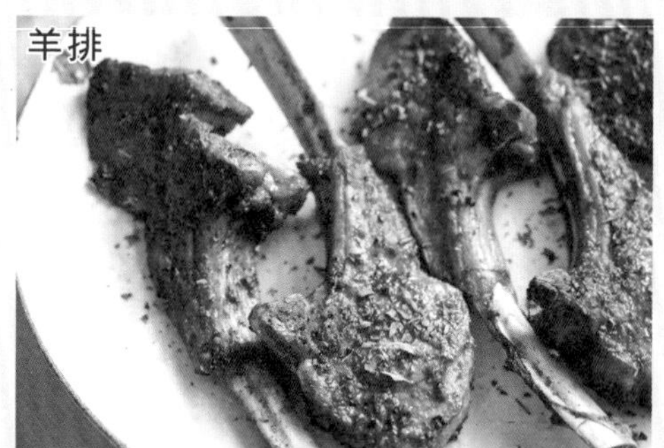
羊排

雞　肉

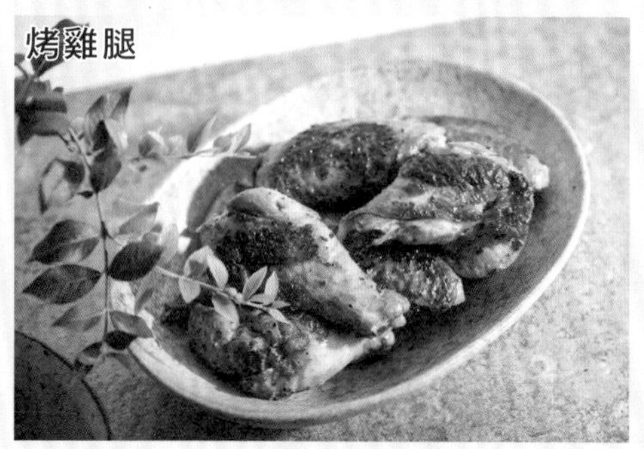
烤雞腿

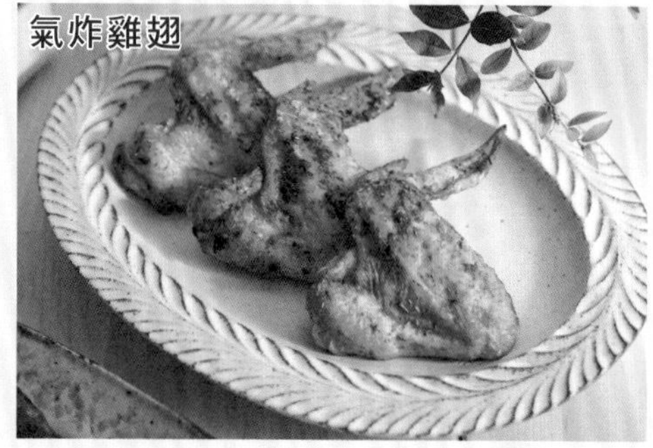
氣炸雞翅

雞　肉

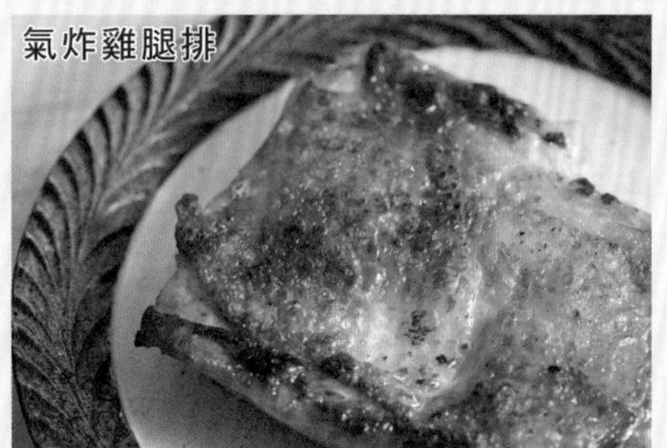
氣炸雞腿排

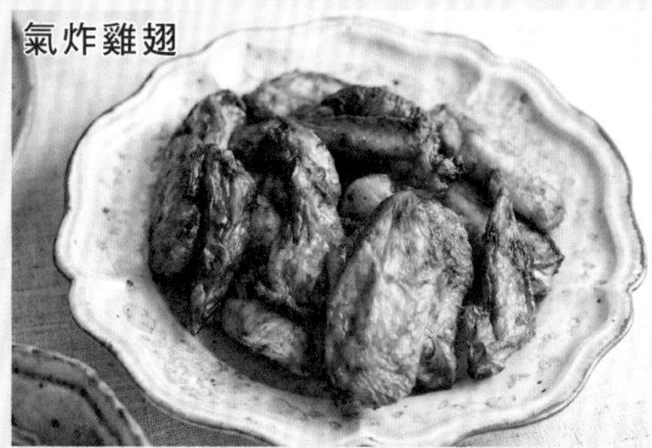
氣炸雞翅

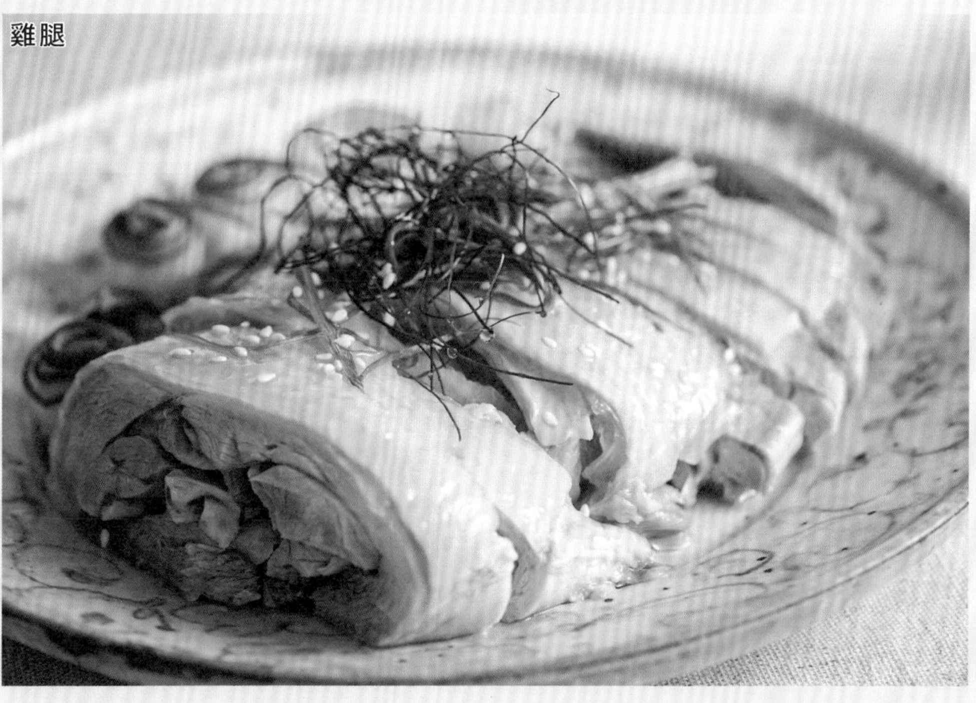
雞腿

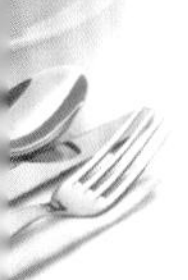

鵝　肉

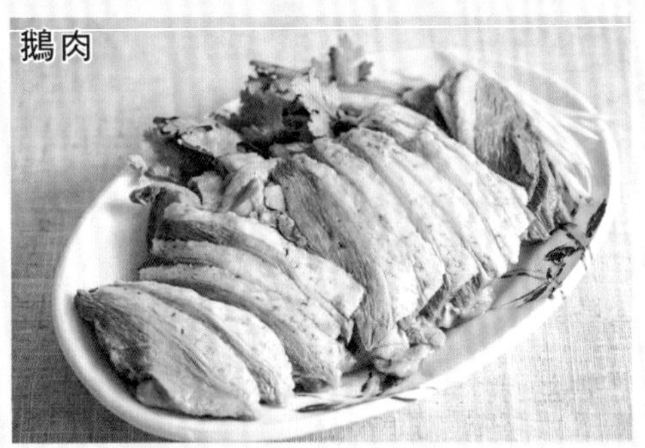
鵝肉

各式魚類

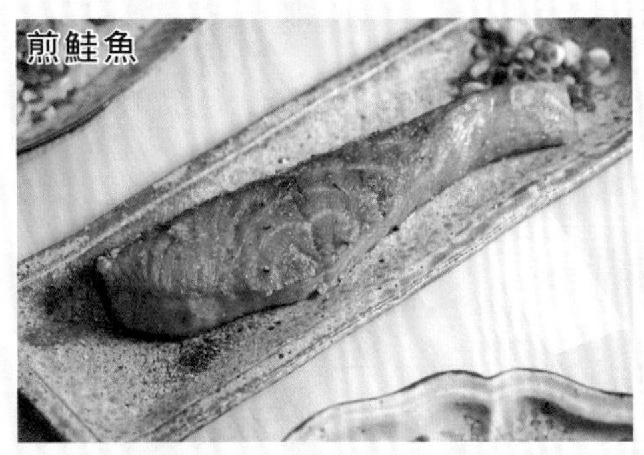
煎鮭魚

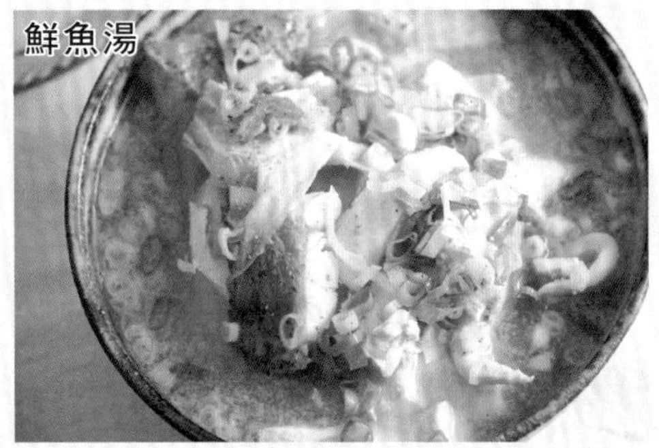
鮮魚湯

各式魚類

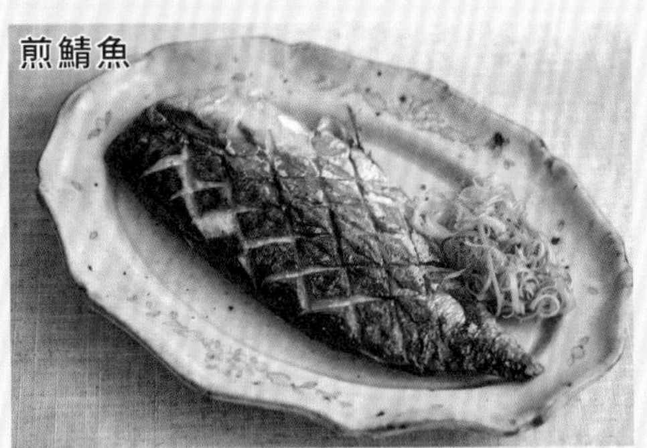
煎鯖魚

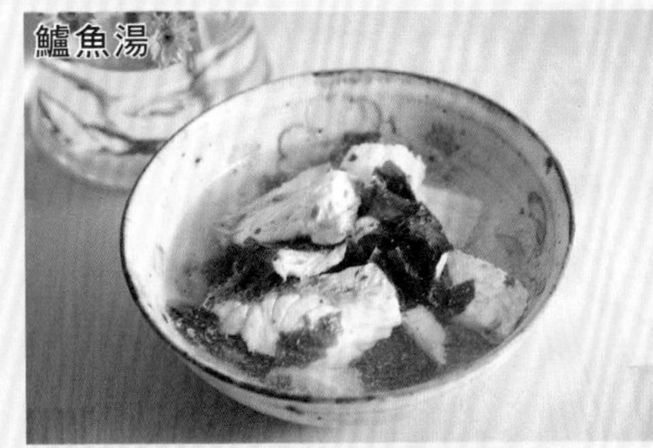
鱸魚湯

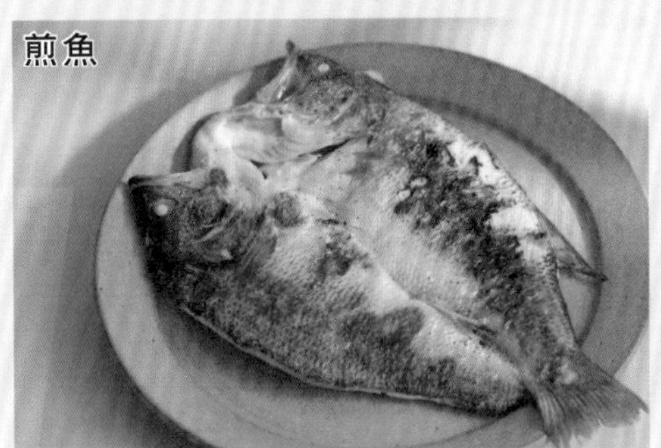
煎魚

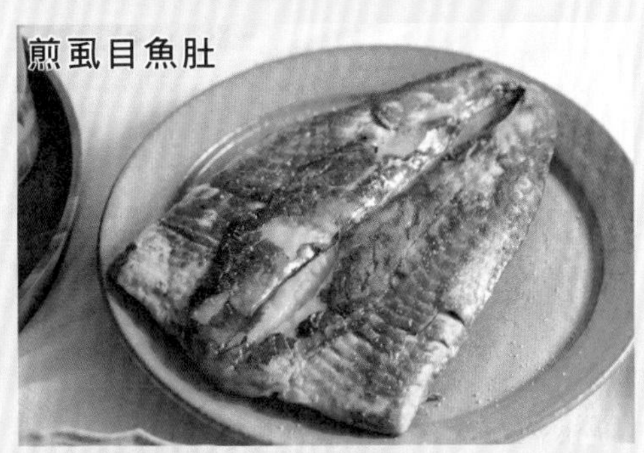
煎虱目魚肚

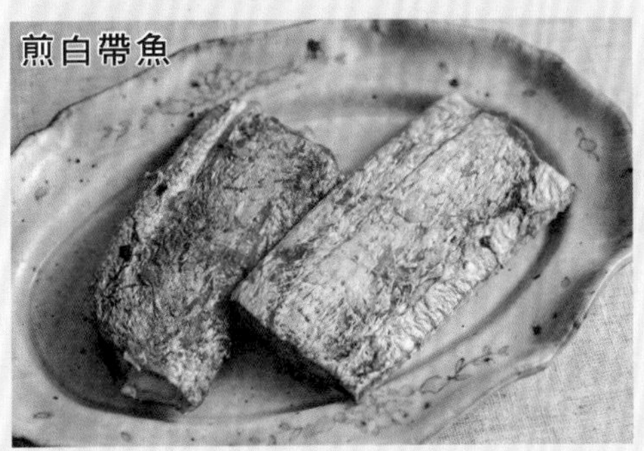
煎白帶魚

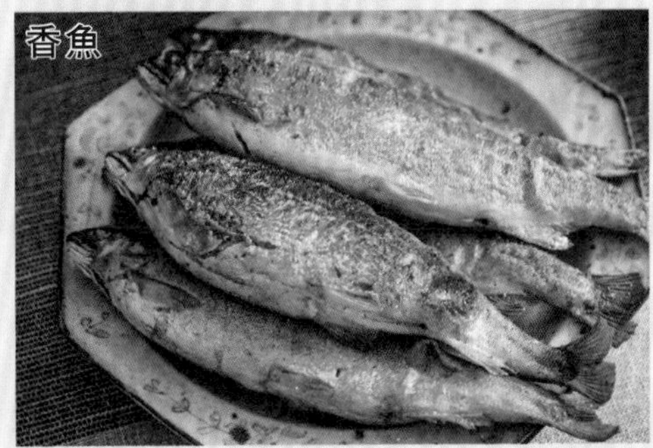
香魚

各式魚類

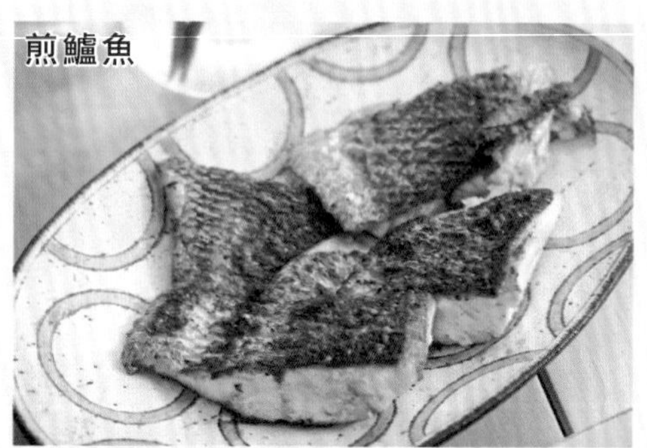

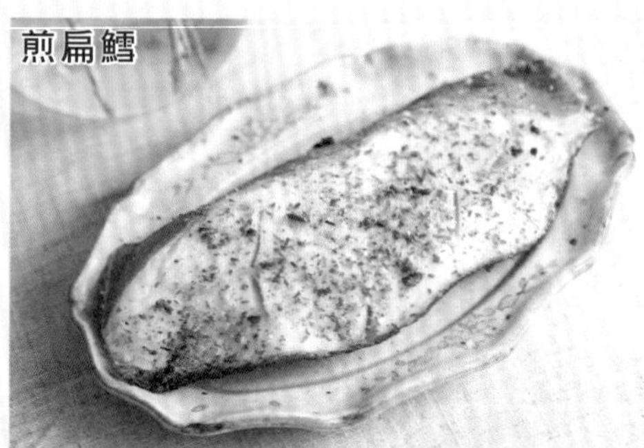

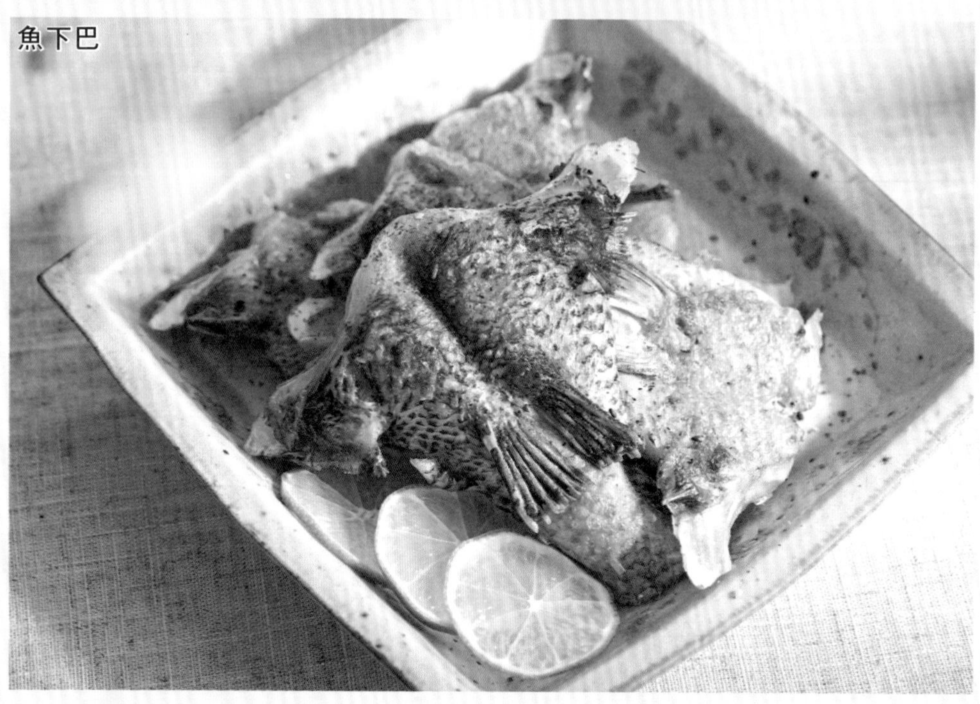

內臟類

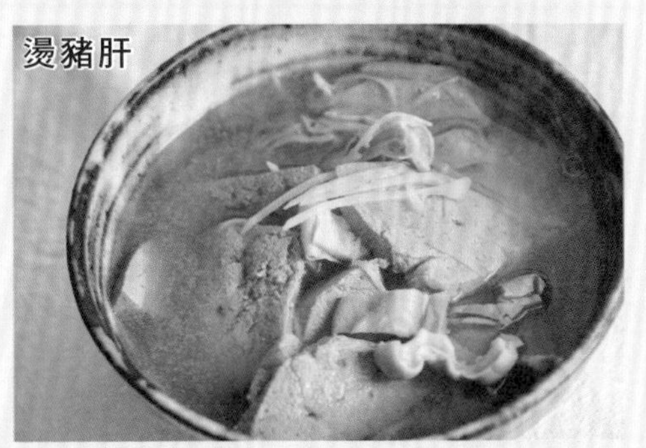

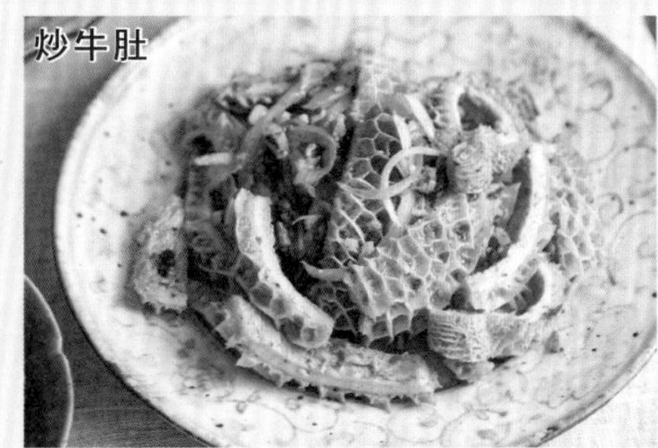

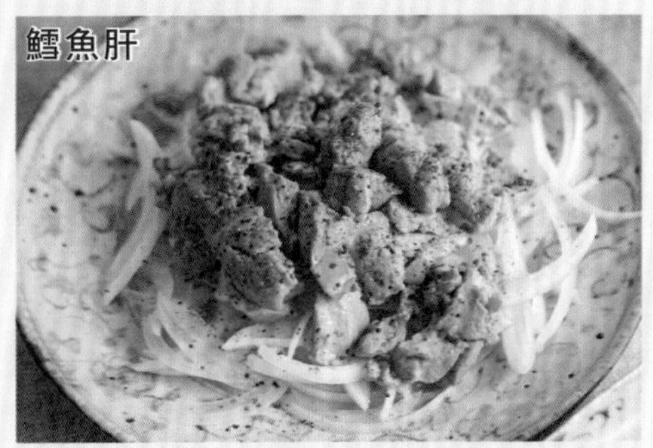

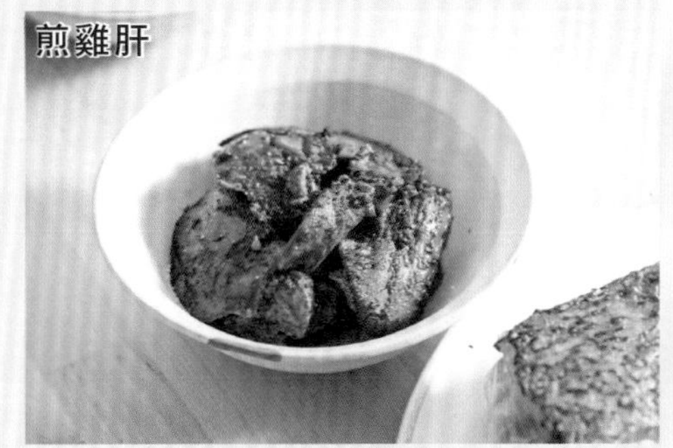

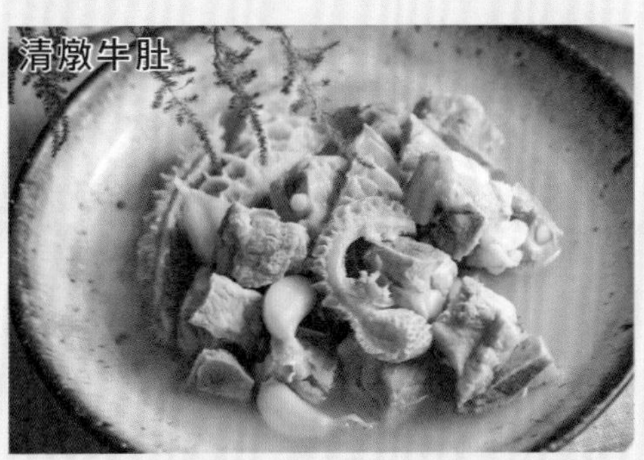

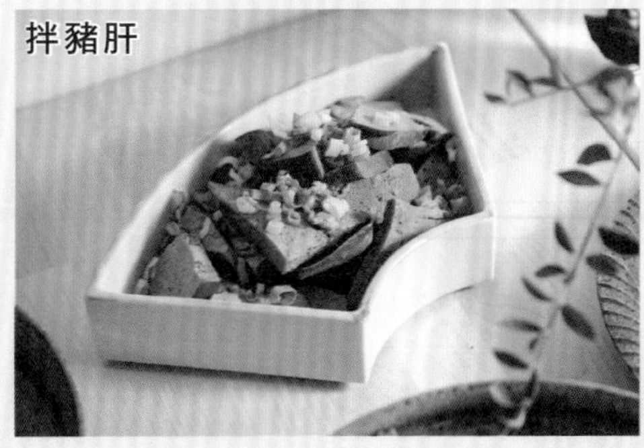

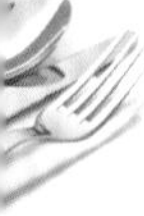

蝦、貝類

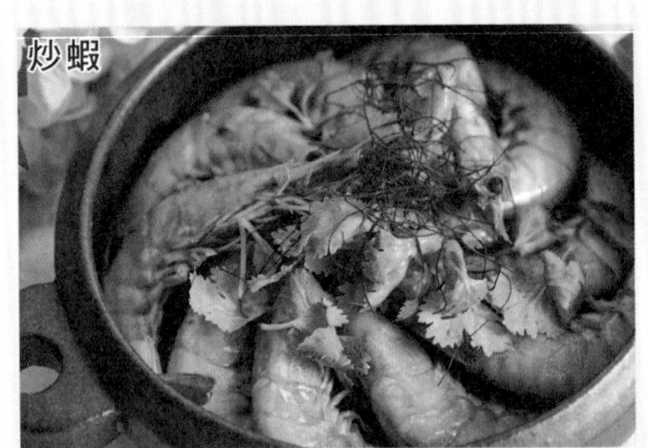

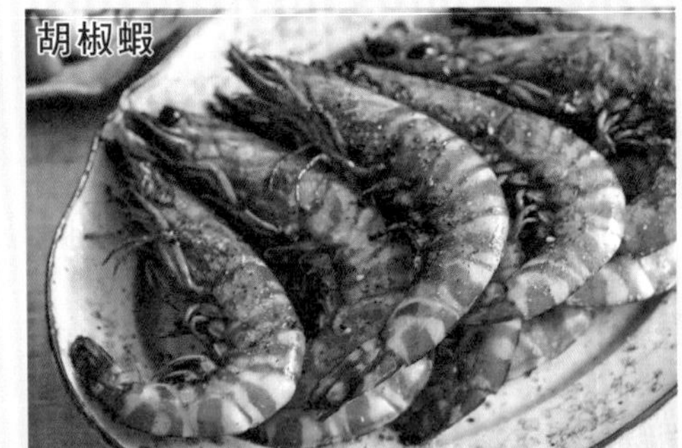

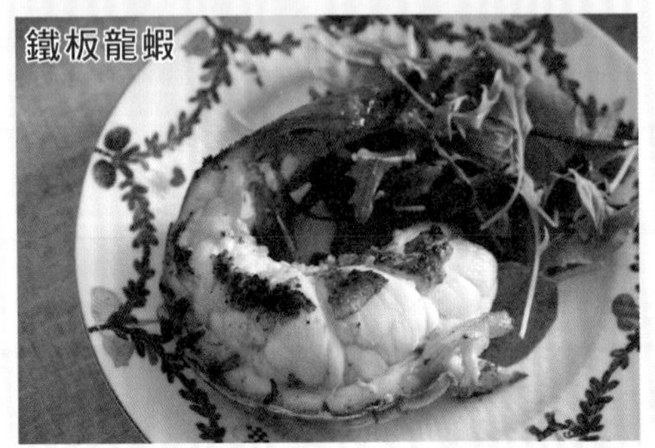

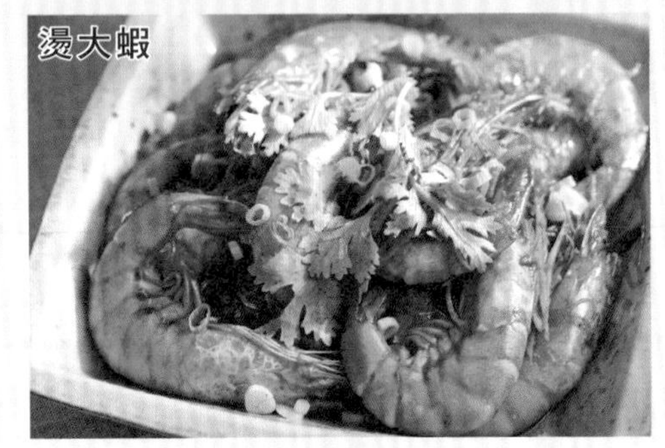

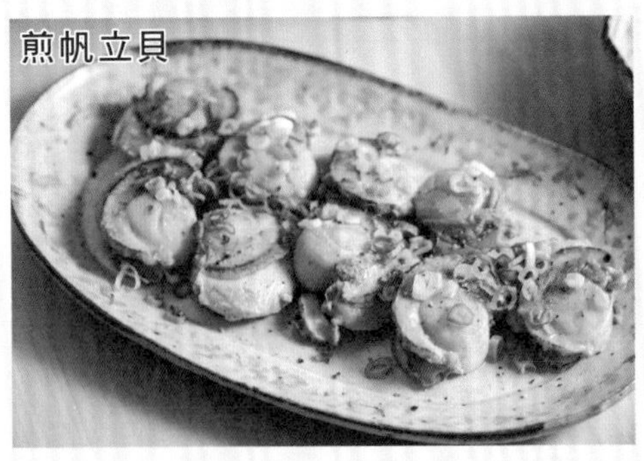

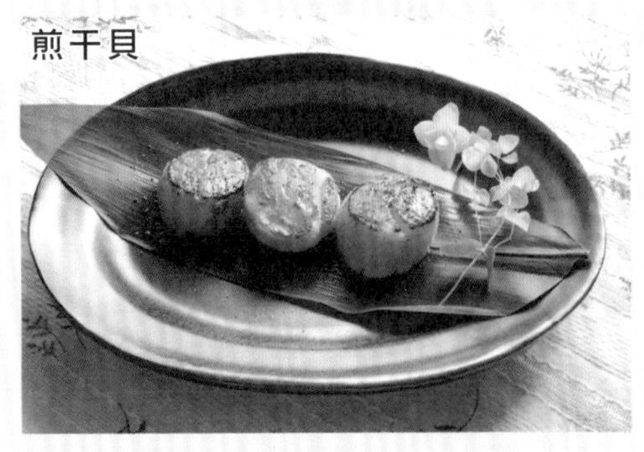

蛋類

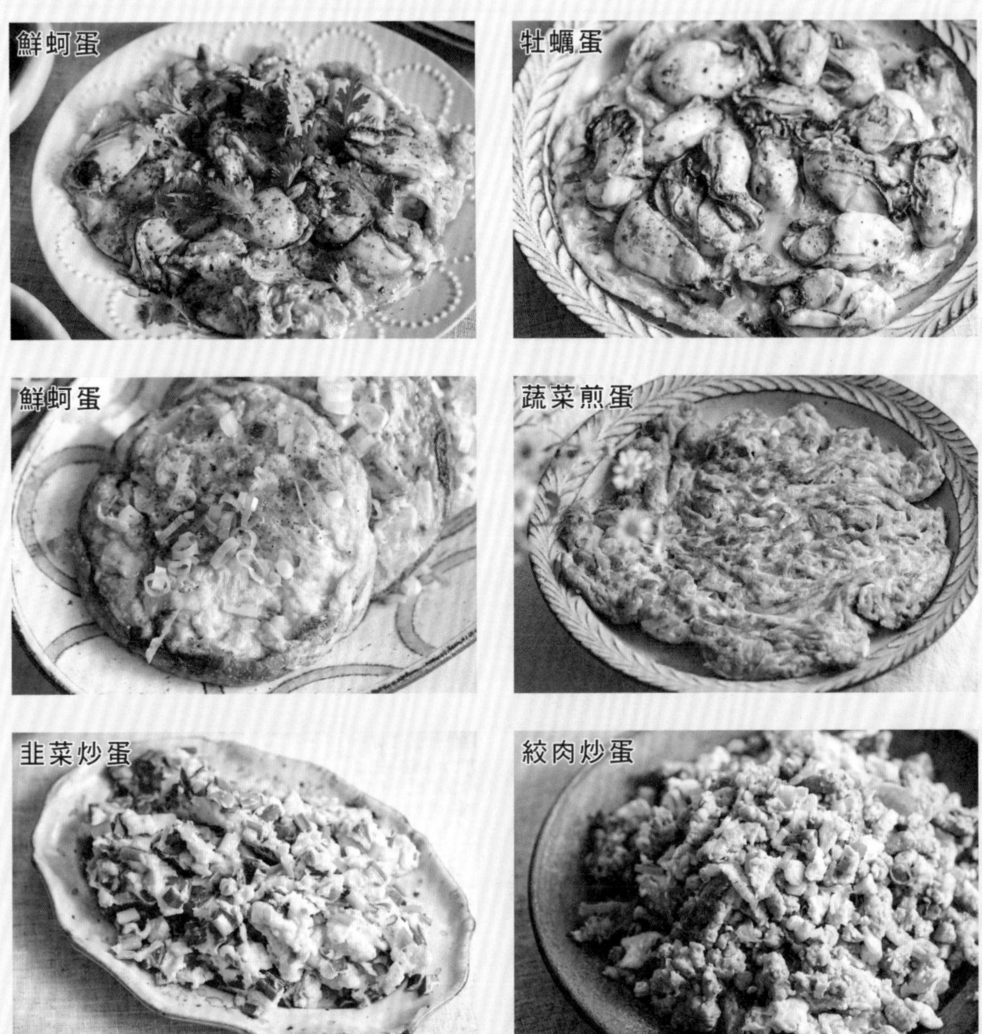

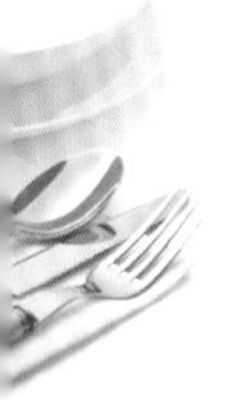

蛋 類

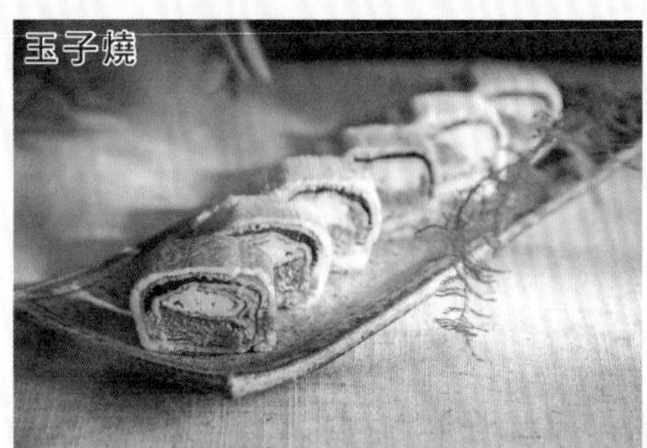

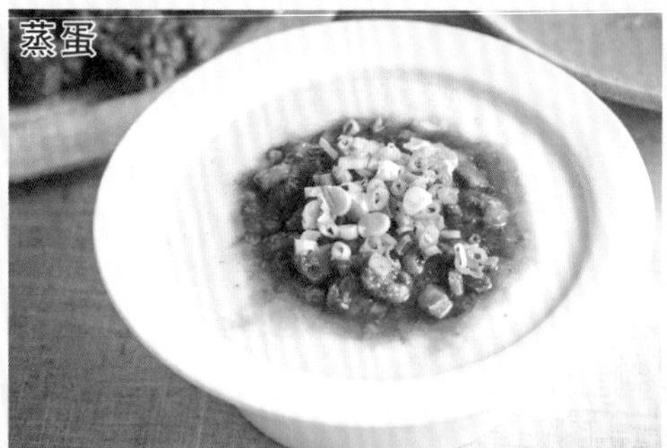

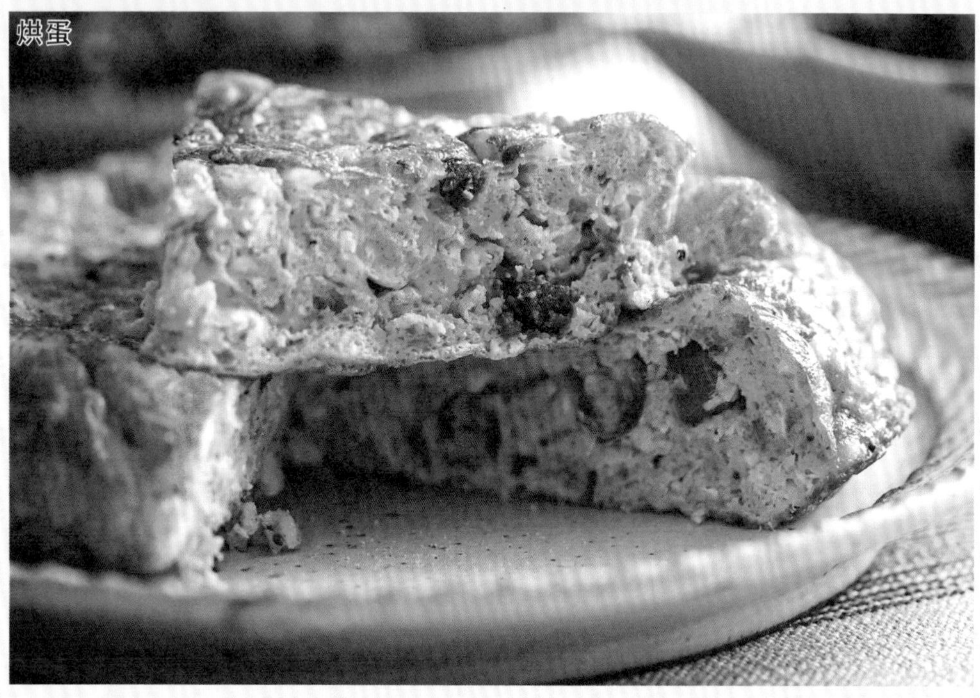

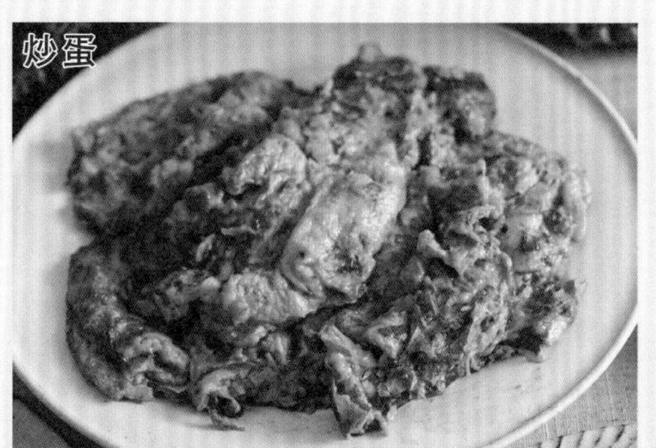
炒蛋

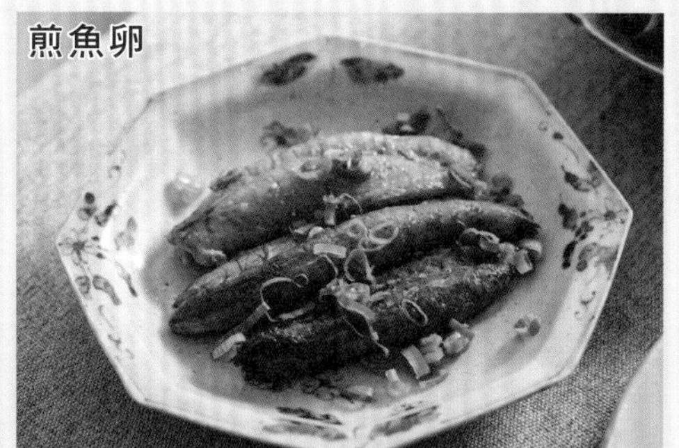
煎魚卵

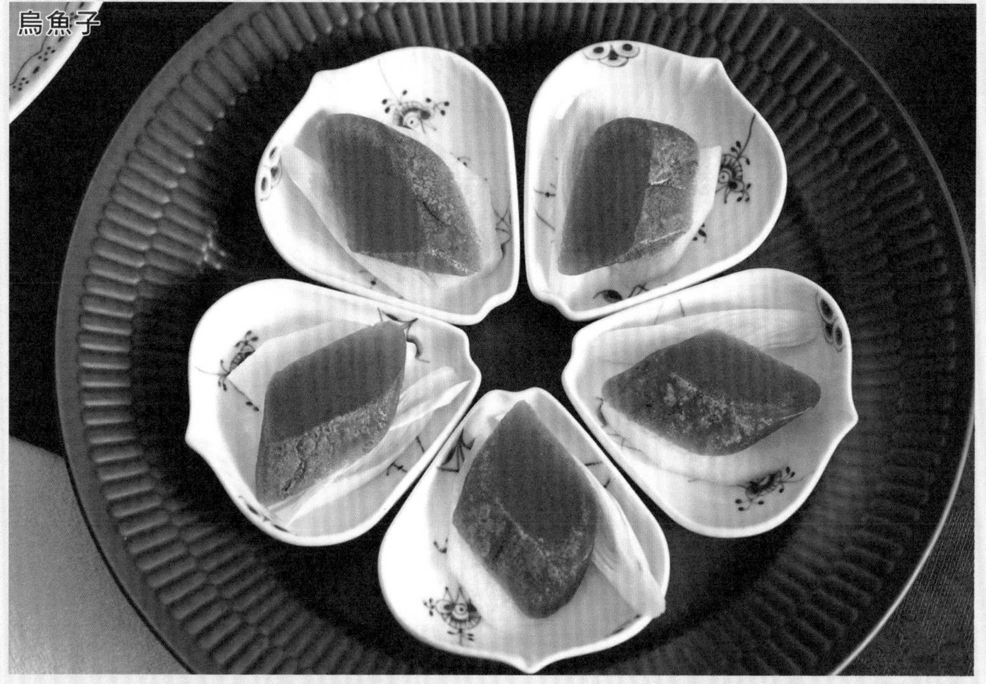
烏魚子

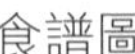

蔬菜類

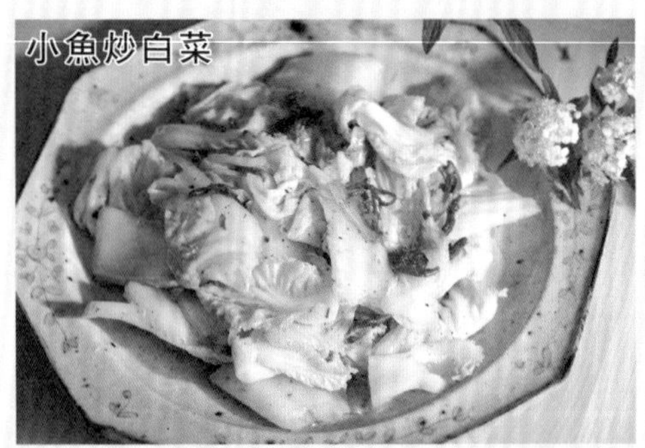

小魚炒白菜

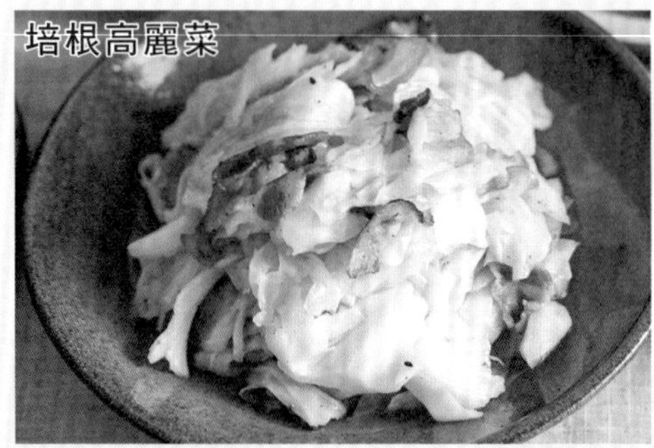

培根高麗菜

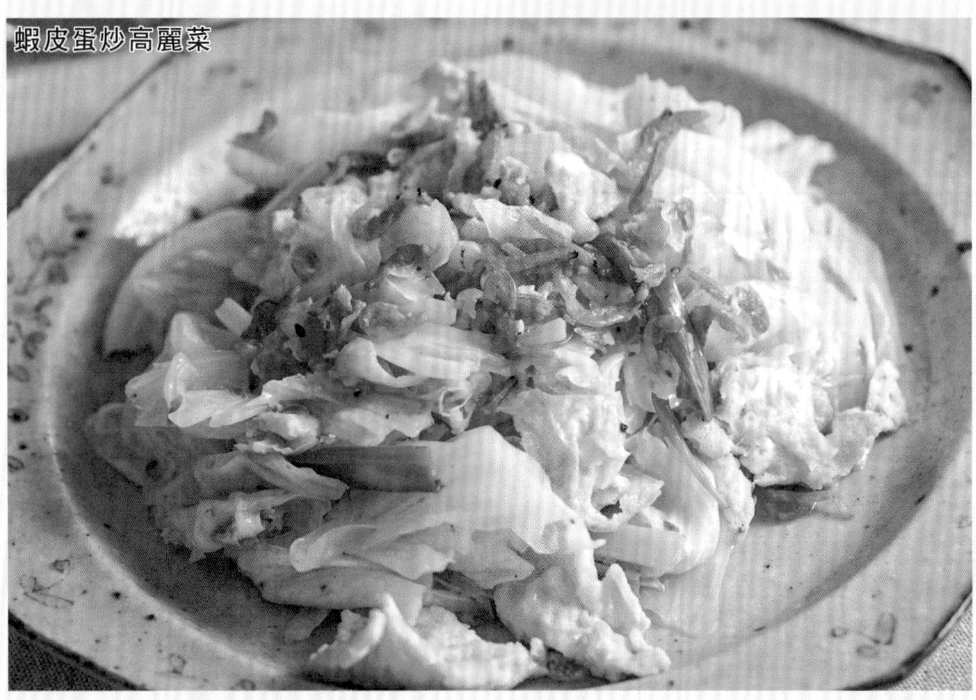

蝦皮蛋炒高麗菜

健康
Smile87

健康
Smile87